Amrish Bhagol
Virendra Singh
Ruchi Singhal

Tratamento das fracturas da mandíbula

Amrish Bhagol
Virendra Singh
Ruchi Singhal

Tratamento das fracturas da mandíbula

ÍNDICE DE CONTEÚDOS

LISTA DE COLABORADORES

Dr. Neeraj

MDS

Departamento de Cirurgia Oral e Maxilofacial

PGIDS, Universidade de Ciências da Saúde,

Rohtak, Índia

Dr. Aviral

MDS

Departamento de Cirurgia Oral e Maxilofacial

PGIDS, Universidade de Ciências da Saúde,

Rohtak, Índia

Dr. Pradeep

MDS

Departamento de Cirurgia Oral e Maxilofacial

PGIDS, Universidade de Ciências da Saúde,

Rohtak, Índia

DEDICAÇÕES

À minha mulher Ruchi e aos meus filhos Abheer e Atharv, pelo vosso amor e apoio. Aos meus pais, Subhash e Munni, ao meu irmão Raman e às minhas irmãs Priyanshi e Sujata, pelo vosso apoio, inspiração e amor. Ao Dr. Virendra, o meu professor, por me ter tornado um cirurgião e uma pessoa melhor. Por último, aos meus residentes e doentes que me ensinam todos os dias.

PREFÁCIO

Como cirurgião maxilofacial, constatei a falta de um livro conciso e prático sobre o tema das fracturas mandibulares. Tentei partilhar os meus conhecimentos e experiência sobre o assunto. Incluí também várias publicações de investigação sobre este tema para melhor compreensão dos estudantes de pós-graduação. A linguagem é simples e são utilizadas figuras para tornar o conceito compreensível também para os estudantes de licenciatura. Fiz a minha primeira tentativa e espero que este texto sirva os objectivos pretendidos.

CHAPTER 1- **INTRODUÇÃO**

O tratamento das fracturas mandibulares tem estado em constante evolução ao longo das últimas décadas. Os avanços mais significativos relacionados com o tratamento das fracturas da mandíbula baseiam-se em aperfeiçoamentos técnicos específicos nos métodos de fixação interna. Também se verificam melhorias nos conhecimentos de anatomia, fisiopatologia, farmacologia e ciência dos biomateriais que influenciam a nossa gestão atual das fracturas mandibulares. As recentes técnicas de tratamento de fracturas mandibulares permitiram diminuir as taxas de infeção e a fixação biológica estável dos segmentos ósseos. Esta filosofia produz a união óssea e a restauração da oclusão anterior à lesão e, normalmente, elimina a necessidade de imobilização maxilomandibular com fio. Tudo isto contribui para um regresso à função mais rápido, seguro e confortável. Apesar da presença destas técnicas modernas, a redução fechada não caiu de forma alguma no esquecimento e continua a ser um procedimento comummente utilizado.

O objetivo deste livro é apresentar uma visão geral dos princípios gerais de tratamento das fracturas mandibulares e também discutir as estratégias de tratamento em pormenor, dependendo da idade e do local anatómico envolvido (sínfise, ângulo, côndilo, etc.). As fracturas mandibulares em crianças e adultos necessitam de uma abordagem de tratamento diferente. Do mesmo modo, as fracturas dos diferentes locais anatómicos da mandíbula requerem uma atenção específica. Diferem na sua biomecânica, requisitos de tratamento e complicações. Por isso, cada fratura é discutida individualmente, tendo em conta as diferentes escolas de pensamento e as controvérsias relativas à sua gestão. São também discutidos os principais avanços no tratamento da fratura mandibular em termos de biomateriais e técnicas cirúrgicas minimamente invasivas.

CHAPTER 2- **CONSIDERAÇÃO HISTÓRICA**

As referências históricas ao diagnóstico e tratamento de fracturas da mandíbula remontam a 1650 a.C., como evidenciado pelo Papiro Cirúrgico de Edwin Smith[1,2]. O doente descrito morreu posteriormente, provavelmente devido a infeção secundária à fratura mandibular. Hipócrates, o "pai da medicina", também descreveu o tratamento de fracturas da mandíbula com fios dentários circunferenciais em alguns dos seus primeiros escritos[3]. No entanto, foi Salicetti, em 1275, que apresentou pela primeira vez a fixação maxilomandibular como um tratamento para fracturas da mandíbula[4,5]; o leitor foi aconselhado a "atar os dentes da mandíbula não ferida aos dentes da mandíbula ferida". Apesar de ser um conceito fundamental no tratamento contemporâneo das fracturas faciais, o conceito de FMM de Salicetti desapareceu durante séculos até que Gilmer aplicou a técnica clinicamente e descreveu a sua utilidade com mais pormenor nos Estados Unidos em 1887[6]. Apesar de algumas tentativas iniciais de fixação interna rígida, durante a maior parte do século XX[7], o tratamento das fracturas mandibulares e maxilares limitou-se à aplicação de ligaduras, fixação maxilomandibular ou talas do tipo Gunning para os desdentados. Mais tarde, foram utilizadas estruturas externas em combinação com a fixação por pinos. O tratamento das fracturas por via aberta e a fixação direta por fios transósseos eram evitados na era pré-antibiótica, uma vez que produziam quase inevitavelmente infeção e osteomielite. Era reservado para utilização em casos seleccionados que envolvessem a mandíbula posterior (ou seja, ramo/ângulo) ou em pacientes edêntulos. Os primeiros relatos de fracturas da mandíbula tratadas com uma redução aberta foram de Buck, usando um laço de ferro, e Kinlock, usando um fio de prata [8,9]. Gilmer, em 1881, descreveu o uso de duas hastes pesadas colocadas em ambos os lados da fratura e ligadas com fios [10].[Schede (cerca de 1888) é creditado com o primeiro uso de uma verdadeira placa óssea feita de aço e fixada com quatro parafusos[9]. Na década de 1960, Luhr desenvolveu a placa de compressão mandibular vitallium através da sua pesquisa sobre a fixação rígida do esqueleto facial. Em 1968 e 1972, Luhr e Spiessl reintroduziram a ideia de utilizar placas ósseas em miniatura na reparação de fracturas mandibulares[11]. Em 1976, Spiessl e outros continuaram a avançar com as técnicas de redução aberta e fixação interna (ORIF) e desenvolveram os princípios atualmente defendidos pela Arbeitsgemeinschaft fur Osteosynthesefragen (Associação para a Osteossíntese / Associação para o Estudo da Fixação Interna (AO/ ASIF)[12].

Este conceito baseava-se na tentativa de "encaixar" princípios ortopédicos e materiais ortopédicos nas estruturas complexas do esqueleto facial. Acreditava-se que a formação de calos representava uma falha no processo de cicatrização, devido a movimentos excessivos e indesejáveis ao longo da fratura. Assim, foram concebidos métodos mais pesados e complexos para aumentar a estabilidade da fratura. Estas placas eram volumosas, difíceis de utilizar e exigiam sempre grandes incisões na pele. Esta filosofia não conseguiu ver que uma redução e uma cicatrização perfeitamente boas poderiam ser alcançadas através de métodos de fixação muito instáveis, como a ligação dos dentes. Embora a fixação com arame maxilar mandibular fosse potencialmente perigosa e desagradável, era muito eficaz na cicatrização dos ossos. Estes sistemas de placas grosseiras e pesadas demonstraram, no entanto, os benefícios de evitar a fixação maxilomandibular com arame, incluindo o conforto, o regresso à mastigação normal e à função oral normal. Na realidade, estas placas de compressão pesadas apresentavam uma elevada morbilidade. As cicatrizes cervicais eram indesejáveis, a lesão nervosa dos nervos facial e alveolar inferior era comum e a infeção das placas era frequente, sendo sempre necessária uma segunda operação para remover as placas. Os princípios da placa de compressão pesada não podiam ser aplicados aos ossos finos do esqueleto facial superior.

Uma técnica útil que surgiu a partir deste princípio de aplicação de material ortopédico ao esqueleto facial foi a utilização de parafusos de retardamento, que é uma técnica simples de produzir estabilidade interfragmentária por compressão. Estes têm um grande orifício de parafuso perfurado no fragmento exterior e permitem que o aperto do parafuso comprima os fragmentos em conjunto. Em alguns locais da mandíbula, pode ser um tratamento simples e eficaz através da abordagem intra-oral, mas como o parafuso tem de atravessar a fratura em ângulos rectos, a sua utilização é limitada.

Em 1973, Schmocker e Speissl68 desenvolveram a placa de compressão dinâmica excêntrica, que proporcionava compressão nas zonas de tensão e compressão da mandíbula. Quando os parafusos mais próximos da fratura eram apertados, a linha de fratura era colocada sob compressão. Quando os terminais excêntricos eram apertados, o segmento alveolar era reduzido. [13]

O desenvolvimento posterior desta técnica de fixação com placas introduziu as placas de reconstrução. Estas eram também chamadas placas de suporte de carga devido à sua rigidez e aplicação em fracturas cominutivas complexas. Inovações posteriores de Raveh et al. introduziram um sistema que permitia que as cabeças dos parafusos se fixassem nos orifícios da placa de titânio.69-71 A vantagem deste sistema era o facto de a vascularização do periósteo não ser posta em perigo pela pressão da placa. [14-16]

Na década de 1970, Michelet e colaboradores introduziram outro conceito de fixação interna para a reparação de fracturas mandibulares, que foi aperfeiçoado por Champy e colaboradores: a colocação de placas pequenas, dobráveis e não compressivas, segundo o modelo da osteossíntese ideal[17,18]. A utilização de pequenas miniplacas foi alargada com sucesso ao resto do esqueleto facial, sendo refinada e miniaturizada para as áreas periorbitais e cranianas que não suportam carga. Mais recentemente, foram introduzidos sistemas de revestimento ósseo feitos de polímero reabsorvível. Embora estes materiais sejam bastante promissores, têm sido utilizados com maior frequência nas regiões cranianas e orbitais sem carga. Os próprios materiais reabsorvíveis e as técnicas utilizadas na sua aplicação continuam a ser redefinidos a um ritmo acelerado nesta fase inicial de desenvolvimento[19,20].

Estes materiais não só reduzem o risco de complicações e atenuam a necessidade de remoção do implante, como acrescentam o benefício de uma fixação rígida com biodegradação. A maioria dos estudos incluiu polímeros (por exemplo, poli-lactido, poliglicolida, ácido poliglicólico, ácido poliláctico e dioxanona). Embora os relatos do uso de placas reabsorvíveis na mandíbula tenham sido escassos, um estudo prospetivo de 50 fracturas relatou sucesso na obtenção de união com placas reabsorvíveis de 2,5 mm e parafusos[21]. As placas reabsorvíveis consistem agora em copolímero amorfo moldado de l-lactido-d-lactido e carbonato de trimetileno para maleabilidade e estabilidade[21]. Inicialmente, a carga é suportada inteiramente pela placa reabsorvível e, finalmente, pela união biológica cicatrizada[22].

CHAPTER 3- **ETIOLOGIA E EPIDEMIOLOGIA**

As causas das fracturas maxilofaciais mudaram nas últimas décadas e continuarão a mudar. Diferentes sociedades e culturas apresentam diferentes padrões de trauma facial. As diferentes condições socioeconómicas combinadas com as diferenças comportamentais dificultam a comparação das fracturas mandibulares. A obtenção de dados de análise de várias regiões pode aumentar a compreensão do traumatismo facial e permitir a otimização do tratamento[23,24]. A informação demográfica sobre os traumatismos maxilofaciais mudou com o início da legislação sobre cintos de segurança e airbags nos veículos motorizados, a redução dos limites de velocidade e o aumento da violência urbana.

A etiologia das fracturas mandibulares inclui agressões, acidentes com veículos motorizados, lesões relacionadas com o trabalho ou o desporto, quedas, projécteis e fracturas patológicas. A causa mais comum de fracturas mandibulares em todo o mundo são os acidentes com veículos motorizados, seguidos de agressões e incidentes profissionais[25-28]. As circunstâncias e o padrão das fracturas mandibulares também são bastante variáveis, dependendo da população estudada e do ambiente em que vivem. Os países mais desenvolvidos são susceptíveis de ter uma maior incidência de fracturas relacionadas com veículos motorizados, enquanto as nações subdesenvolvidas relatam tipicamente fracturas isoladas resultantes de altercações[25-28].

Nos casos avaliados quanto à localização das fracturas, as incidências foram as seguintes: ângulo (30%), côndilo (23%), sínfises (22%), corpo (18%), ramo (2%) e processo coronoide (1%)[29-35]. Como referido, existem muitas variáveis, mas as fracturas de generalização que ocorrem nas sínfises, côndilo e ângulo não diferem muito em termos de incidência. As fracturas do ramo e do processo coronoide são raras. As combinações frequentes de fracturas mandibulares múltiplas são o ângulo e o corpo contralateral, o ângulo ou corpo bilateral e o côndilo e o corpo contralateral[36]. As agressões resultam tipicamente em fracturas do lado esquerdo, uma vez que a maioria dos indivíduos tem mão direita dominante.

CHAPTER 4- **DIAGNÓSTICO**

O diagnóstico das fracturas mandibulares deve começar com uma história e um exame clínico cuidadosos. Deve ser sempre dada atenção imediata a problemas associados ao comprometimento das vias respiratórias e a hemorragias que possam pôr em perigo a vida do doente. Depois de as vias aéreas, a respiração e a circulação terem sido adequadamente avaliadas, deve ser efectuada uma avaliação rápida da função neurológica. Para uma avaliação exaustiva, devem ser utilizados protocolos de trauma normalizados, como os descritos nas directrizes do Advanced Trauma Life Support do American College of Surgeons. Durante a recolha da história clínica, as informações sobre o modo de lesão sugerem frequentemente um padrão de fratura específico e podem fornecer ao cirurgião informações valiosas sobre o potencial de lesões concomitantes. Os doentes que sofrem fracturas envolvendo a mandíbula referem frequentemente uma parestesia ou uma alteração da oclusão observada imediatamente após o evento traumático. Os antecedentes médicos e cirúrgicos do doente, a utilização de medicamentos e as alergias a medicamentos conhecidas também devem ser analisados. A disfunção da articulação temporomandibular e qualquer tratamento prévio não cirúrgico ou cirúrgico devem ser cuidadosamente documentados. O tipo e a direção da força traumática podem ser extremamente úteis para o diagnóstico. As fracturas sofridas em MVAs são normalmente diferentes das sofridas em IPVs. Como a magnitude da força pode ser muito maior, as vítimas de acidentes automobilísticos e motociclísticos tendem a apresentar fraturas mandibulares múltiplas, compostas e cominutivas, enquanto o paciente atingido por um punho pode apresentar uma fratura única, simples e não deslocada.

O conhecimento da direção da força pode ajudar o médico a diagnosticar fracturas concomitantes. Um golpe anterior diretamente no queixo pode resultar em fracturas condilares bilaterais e um golpe angular na parassínfise pode causar uma fratura condilar ou angular contralateral. Um doente com os dentes cerrados no momento do impacto tem mais probabilidades de ter fracturas dentárias e do processo alveolar do que fracturas do osso basal.

O objeto que causou a fratura também pode influenciar o tipo e o número de fracturas. Um golpe de um objeto largo e rombo pode causar várias fracturas (por exemplo, sínfise, côndilo) porque o impacto da força é sustentado por todo o osso, enquanto que um objeto mais pequeno e bem definido (por exemplo, um martelo) pode causar uma única fratura cominutiva porque o impacto da força está concentrado numa área mais pequena.

Quando se suspeita de uma fratura da mandíbula, é fundamental um exame clínico meticuloso da região maxilofacial, que deve ser efectuado antes da requisição de estudos imagiológicos radiográficos. Sem dúvida, uma alteração na oclusão é o achado físico mais comum em pacientes com fracturas da mandíbula. [Figura 1] Ao examinar a oclusão, é importante considerar que o paciente pode ter tido uma relação oclusal dentária ou esquelética anormal (Classe II ou Classe III) antes da lesão. As alterações da oclusão acompanham provavelmente as fracturas da mandíbula, mas também podem estar presentes em traumatismos dos tecidos moles da ATM, fracturas do alvéolo, fracturas dentárias ou fracturas da maxila. Quando a fratura atravessa uma região da mandíbula que inclui o nervo alveolar inferior, resultará em algum nível de perturbação neurosensorial envolvendo este nervo. As anomalias na amplitude de movimento mandibular ou o desvio da mandíbula também são indicativos de fratura, tal como a incapacidade de fechar completamente. Estas restrições podem também ser o resultado de uma lesão interna da ATM ou de um hematoma. A equimose sublingual é altamente sugestiva de uma fratura envolvendo a forma do arco mandibular. Outra indicação de fratura é um degrau ósseo que é mais facilmente reconhecido por uma palpação cuidadosa ao longo do bordo inferior da mandíbula.

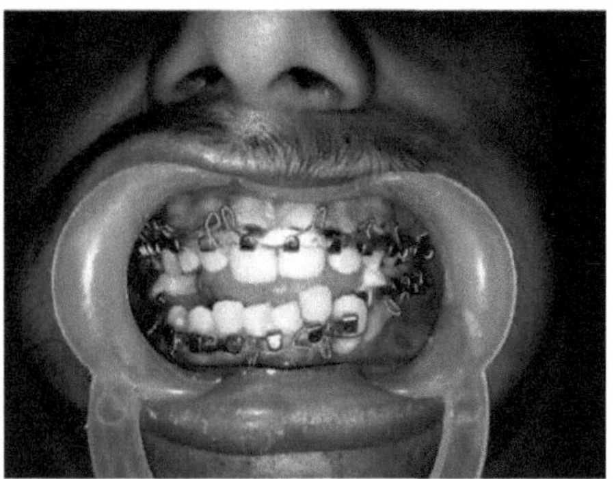

Figura 1- Fotografia mostrando uma oclusão perturbada como apresentação clínica num paciente com fratura da mandíbula

Exame radiográfico

O tratamento adequado das fracturas da mandíbula depende do diagnóstico correto da lesão. A avaliação radiográfica é fundamental para o diagnóstico dos pormenores da fratura e, consequentemente, das opções de tratamento. Em princípio, devem ser efectuadas, pelo menos, duas radiografias perpendiculares entre si. As radiografias simples utilizadas incluem vistas oblíquas, posteroanterior (PA), vista de Towne e, possivelmente, uma vista lateral. [Todas as instituições têm estas vistas à sua disposição. Algumas continuam a utilizar estas vistas para o rastreio de rotina de traumatismos mandibulares. A eficácia destas vistas continua a ser controversa se estiverem disponíveis outras técnicas de rastreio. Devido à eficácia diagnóstica das radiografias panorâmicas e da TC, os cirurgiões da nossa instituição raramente obtêm vistas simples, exceto a vista de Towne, que considerámos muito útil para avaliar a deslocação das fracturas subcondilianas.

Uma radiografia panorâmica de qualidade diagnóstica é a vista mais abrangente possível com uma única película e permite uma visualização satisfatória de todas as regiões da mandíbula (côndilo, ramo, corpo e sínfise)[37]. Também é útil para examinar a dentição existente, a presença de dentes impactados em relação à fratura, o processo alveolar e a posição do canal mandibular[38]. [Figura 4] Em situações em que não está disponível uma vista panorâmica da mandíbula, é necessária uma série de vistas diferentes da mandíbula para visualizar adequadamente todas as regiões anatómicas de interesse. Este procedimento é mais trabalhoso e dispendioso e sujeita o paciente a uma dose mais elevada de radiação. Apesar da boa visualização das estruturas dentoalveolares obtida por uma radiografia panorâmica, as radiografias periapicais ou oclusais adicionais são frequentemente úteis para visualizar áreas específicas de interesse com mais pormenor, especialmente quando se suspeita de fracturas dentárias ou alveolares. As fracturas da parassínfise beneficiam frequentemente de filmes oclusais para mostrar qualquer obliquidade da fratura, o que irá certamente alterar os métodos de fixação.

A tomografia computorizada (TC) oferece atualmente a visão mais detalhada e abrangente do esqueleto facial. Os protocolos actuais permitem a formulação de imagens tridimensionais axiais, coronais e reconstruídas [Figura 5]. Apesar desta visualização tridimensional superior, a utilização de exames de TC para o diagnóstico de fracturas mandibulares isoladas é pouco frequente e pode ter custos proibitivos. Na nossa experiência, a utilização da TC é reservada para casos que envolvam lesões complexas (cominutivas, avulsivas, etc.) da mandíbula ou lesões concomitantes da face média ou da órbita. Em alguns casos em que se suspeita de uma fratura condilar, a TC permite obter imagens tridimensionais detalhadas. Outra aplicação útil da TAC é em situações clínicas (lesão da coluna cervical, traumatismo craniano) em que o doente não é capaz de se submeter ao posicionamento e às técnicas radiográficas de rotina. Os doentes muito jovens com uma cooperação limitada podem também ser candidatos a uma avaliação por TAC, mas necessitam frequentemente de sedação durante o estudo. A ressonância magnética (RM) tem uma utilidade muito limitada na avaliação de lesões ósseas. Pode ser útil para delinear lesões das estruturas intracapsulares da ATM, dos tecidos moles associados ou em casos de deslocação do côndilo para a fossa craniana média. Por vezes, a ecografia tem sido utilizada para determinar a posição do côndilo após fracturas.

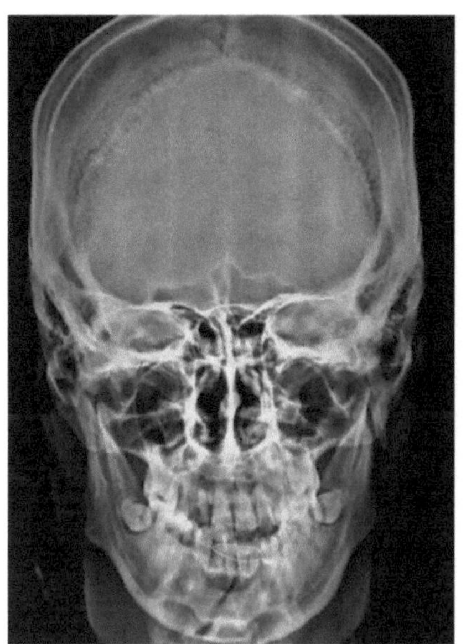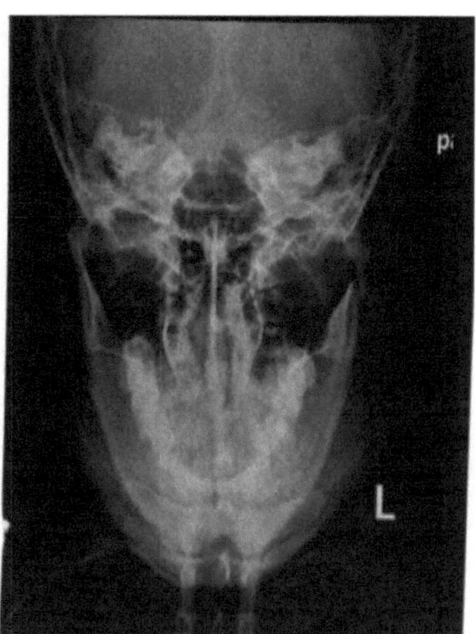

Figura 2- Vista PA (Postero-anterior) da mandíbula mostrando parassínfise direita e fratura subcondilar esquerda da mandíbula

Figura 3- Vista de towne invertida mostrando fratura do colo do côndilo esquerdo da mandíbula

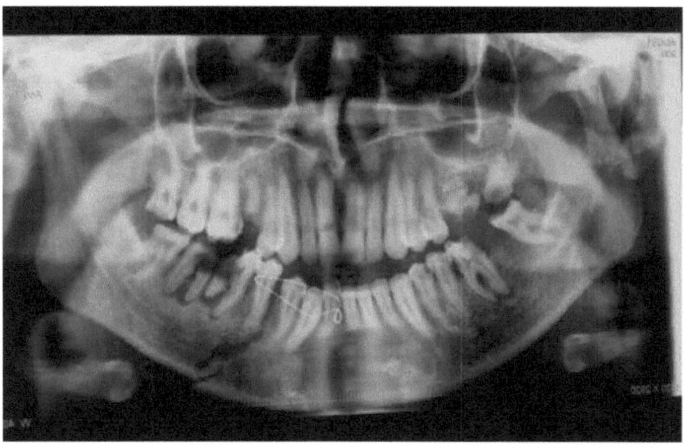

Figura 4- Tomografia panorâmica do corpo e fratura subcondilar da mandíbula

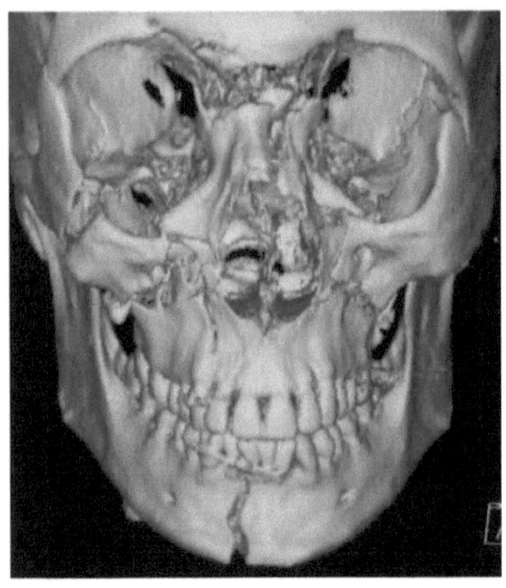

Figura 5- TC de reconstrução tridimensional de uma fratura panfacial

CHAPTER 5- **CLASSIFICAÇÕES**

CLASSIFICAÇÃO GERAL:

1. Simples ou fechada: Uma fratura que não produz uma ferida aberta ao ambiente externo, quer seja através da pele, mucosa ou membrana periodontal

2. Composta ou aberta: Fratura em que uma ferida externa, envolvendo a pele, a mucosa ou a membrana periodontal, comunica com a fratura do osso

3. Cominutiva: Uma fratura em que o osso é estilhaçado ou esmagado

4. Fratura verde: Fratura em que um córtex do osso é quebrado, ficando o outro córtex dobrado

5. Patológica: Uma fratura resultante de uma lesão ligeira devido a uma doença óssea pré-existente

6. Múltipla: Variedade em que existem duas ou mais linhas de fratura no mesmo osso que não comunicam entre si

7. Impactada: Uma fratura em que um fragmento é firmemente empurrado contra o outro

8. Atrófica: Uma fratura espontânea resultante da atrofia do osso, como nas mandíbulas desdentadas

9. Indireta: Uma fratura num ponto distante do local da lesão

10. Complicada ou complexa: Uma fratura em que existe uma lesão considerável dos tecidos moles adjacentes ou das partes adjacentes; pode ser simples ou composta

CLASSIFICAÇÃO ANATÓMICA:

Dingman e Natvig [39] definiram estas regiões da seguinte forma:

1. Linha média: Fracturas entre os incisivos centrais

2. Parassinfisárias: Fracturas que ocorrem na área da sínfise

3. Sínfise: Delimitada por linhas verticais distais aos dentes caninos

4. Corpo: Da sínfise distal a uma linha que coincide com o bordo alveolar do

músculo masseter (normalmente incluindo o terceiro molar)

5. Ângulo: Região triangular delimitada pela borda anterior do músculo masseter até a inserção póstero-superior do músculo masseter (geralmente distal ao terceiro molar)

6. Ramo: Delimitado pela face superior do ângulo a duas linhas que formam um vértice na incisura sigmoide

7. Processo condilar: Área do processo condilar superior à região do ramo

8. Processo coronoide: Inclui o processo coronoide da mandíbula superior à região do ramo

9. Processo alveolar: A região que normalmente conteria os dentes

Classificação modificada do estudo epidemiológico de Kelly e Harrigan, no qual dividiram as fracturas mandibulares com base na sua localização anatómica [39]:

• Fratura dentoalveolar: Qualquer fratura que se limite à área dentária da mandíbula sem interrupção da continuidade da estrutura óssea subjacente

• Fratura da sínfise: Qualquer fratura na região dos incisivos que vai desde o processo alveolar até ao bordo inferior da mandíbula numa direção vertical ou quase vertical

• Fratura da parassínfise: Uma fratura que ocorre entre o forame mental e o aspeto distal do incisivo lateral da mandíbula, estendendo-se desde o processo alveolar até ao bordo inferior

• Fratura do corpo: Qualquer fratura que ocorra na região entre o forame mental e a porção distal do segundo molar e que se estenda desde o processo alveolar até ao bordo inferior

• Fratura em ângulo: Qualquer fratura distal ao segundo molar, que se estenda de qualquer ponto da curva formada pela junção do corpo e do ramo na área retromolar a qualquer ponto da curva formada pelo bordo inferior do corpo e pelo bordo posterior do ramo da mandíbula

• Fratura do ramo ascendente: Uma fratura em que a linha de fratura se estende horizontalmente através das margens anterior e posterior do ramo ou que se estende verticalmente desde a incisura sigmoide até à margem inferior da mandíbula

• Fratura do processo condilar: Uma fratura que vai desde a incisura sigmoide até ao bordo posterior do ramo da mandíbula ao longo do aspeto superior do ramo; as fracturas que envolvem a área condilar podem ser classificadas como extracapsulares ou intracapsulares, dependendo da relação da fratura com a fixação capsular

Rowe e Killey [40] dividiram as fracturas mandibulares em duas classes:

(1) as que não envolvem o osso basal; e

(2) as que envolvem o osso basal.

A primeira classe é composta principalmente por fracturas do processo alveolar. A segunda classe é dividida em unilateral simples, unilateral dupla, bilateral e múltipla.

Kruger [41] classificou as fracturas mandibulares em simples, compostas e cominutivas.

Kruger e Schilli [42] tiveram em conta muitas das classificações descritas anteriormente e desenvolveram quatro categorias de fracturas mandibulares:

1. Relação com o ambiente externo

a. Simples ou fechado

b. Composto ou aberto

2. Tipos de fracturas

a. Incompleto

b. Pau verde

c. Completo

d. Cominuído

3. Dentição do maxilar com referência à utilização de talas

a. Maxilar suficientemente dentado

b. Mandíbula edêntula ou insuficientemente dentada

c. Dentição primária e mista

4. Localização

a. Fracturas da região da sínfise entre os caninos

b. Fracturas da região canina

c. Fracturas do corpo da mandíbula entre o canino e o ângulo da mandíbula

d.Fracturas do ângulo da mandíbula na região do terceiro molar

e. Fracturas do ramo mandibular entre o ângulo da mandíbula e a incisura sigmoide

f. Fracturas do processo coronoide

g. Fracturas do processo condilar

Kazanjian e Converse [43] classificaram as fracturas mandibulares pela presença ou ausência de dentes funcionais em relação à linha de fratura. Foram definidas três classes:

Classe I: Os dentes estão presentes em ambos os lados da linha de fratura.

Classe II: Os dentes estão presentes apenas de um lado da linha de fratura.

Classe III: O paciente é desdentado.

Shetty et al [44] combinaram seis critérios de lesão significativa para criar o acrónimo FLOSID, que permitiu essencialmente uma avaliação fácil e definiu as características da fratura. Avaliaram as fracturas mandibulares utilizando a taxonomia descrita e acrescentaram factores de ponderação para avaliar a gravidade (pontuação da gravidade da lesão mandibular):

1. Tipo de fratura (F)

a. Incompleto

b. Simples

c. Cominuído

d. Defeito ósseo

2. Localização da fratura (L)

a. Esquerda da linha média (L1) até à cabeça do côndilo (L8)

b. Direita da linha média (R1) à cabeça do côndilo (R8)

3. Natureza da oclusão (O)

a. Normal

b. Maloclusão

c. Edêntulos

4. Extensão da lesão dos tecidos moles (S)

a. Fechado

b. Aberto intra-oralmente

c. Abrir extraoralmente

d. Aberto intra e extra-oralmente

e. Defeito nos tecidos moles

5. Presença de infeção (I)

a. Sim

b. Não

6. Análise radiográfica da deslocação interfragmentária (D) a. Suave

b. Moderado

c. Grave

O primeiro passo no desenvolvimento de um plano de tratamento adequado é estabelecer uma compreensão clara do tipo de lesão que o doente sofreu, de modo a proporcionar uma solução cirúrgica adequada. Todos os cirurgiões devem estar cientes dos vários sistemas de classificação existentes na literatura. É muito difícil afirmar qual a melhor classificação, mas deve sempre categorizar-se a fratura, para uma melhor compreensão e para finalizar o plano de tratamento. Um cirurgião experiente pode não sentir a necessidade destas classificações. No entanto, para a formação de licenciados, pós-graduados e novos cirurgiões, estas classificações são muito importantes.

CHAPTER 6- **PRINCÍPIOS GERAIS**

O estado físico geral do doente deve ser cuidadosamente avaliado e monitorizado antes de se considerar o tratamento das fracturas da mandíbula. A força traumática que pode causar a fratura da mandíbula também é capaz de lesionar outros sistemas orgânicos do corpo. Isto é óbvio quando se trata de lesões por esmagamento maciço da face, com envolvimento concomitante de vários sistemas de órgãos. No entanto, é fácil para o clínico concentrar-se na fratura isolada da mandíbula sem se aperceber de uma fratura da coluna cervical, hematoma subdural, pneumotórax, tamponamento cardíaco ou rutura do baço. O diagnóstico com base na história e no exame físico e radiológico local deve ser feito de forma rápida, ordenada e eficiente, e o tratamento deve ser instituído de forma controlada.

A fixação intermaxilar é colocada antes da redução de uma fratura. Isto permite a utilização da oclusão para ajudar na redução anatómica da fratura. A utilização de barras de arcada completa combinada com a fixação maxilomandibular é o método preferido. As barras de arcada proporcionam uma forma de manter a oclusão no pós-operatório com bandas elásticas, conforme necessário durante a fisioterapia. As barras de arco são normalmente removidas após 4 semanas de pós-operatório.

A abordagem cirúrgica depende do local da fratura. Pode ser efectuada uma abordagem transoral, vestibular ou transfacial. A abordagem facial proporciona um excelente acesso, mas também produz uma cicatriz facial e aumenta o risco de lesão do nervo facial. A maioria das fracturas, excluindo as do côndilo, pode ser facilmente abordada através de uma incisão transoral. Uma dissecção subperiosteal com um elevador periosteal proporciona um acesso adequado para a redução da fratura e a colocação da fixação. Deve ser dada atenção para evitar danos ao nervo mental, que existe no forame mental perto dos ápices dos dentes pré-molares. Se for necessária uma exposição adicional, o nervo pode ser libertado, cortando suavemente o periósteo que envolve o nervo. As pinças redutoras de osso são muitas vezes úteis para reduzir a fratura enquanto se adapta a placa óssea. Isto também proporciona compressão interfragmentária, tornando mais provável a cicatrização óssea primária.

É selecionada a placa óssea mais pequena que proporcione uma estabilidade adequada sob cargas funcionais durante o período de cicatrização. É necessário um mínimo de dois parafusos em cada lado da fratura. São necessárias placas maiores e mais rígidas para tratar fracturas cominutivas ou defeitos de continuidade [45]. A fixação intermaxilar que auxiliou a redução das fracturas durante a colocação da placa é removida após a aplicação da fixação. Recomenda-se uma dieta mole por pelo menos 3 semanas após a fixação da miniplaca. É importante durante o período pós-operatório recuperar a função anterior à lesão, incluindo a abertura máxima da boca, com fisioterapia ativa.

Com o entusiasmo pela redução aberta e fixação rígida no tratamento de fracturas mandibulares, é importante lembrar que as técnicas de redução fechada têm uma longa história de sucesso[46,47]. Embora as técnicas abertas tenham vantagens, como uma reaproximação mais exacta do fragmento ósseo e um retorno mais rápido do paciente à função, também existem desvantagens significativas. Estas podem submeter o paciente a uma anestesia prolongada, aumentar o risco de infeção e rejeição do metal, causar danos aos dentes e nervos adjacentes, resultar em cicatrizes intra-orais ou extra-orais e aumentar o tempo e o custo de hospitalização. As secções seguintes apresentam indicações relativas para técnicas abertas ou fechadas.

INDICAÇÕES PARA A REDUÇÃO FECHADA

1. Fracturas favoráveis não deslocadas [Figura 6]

As fracturas não deslocadas podem ser tratadas com um tratamento fechado e os riscos associados à cirurgia podem ser evitados.

2. Fracturas cominutivas grosseiras

Devido à excelente irrigação sanguínea da face, os pequenos fragmentos de ossos coalescerão e cicatrizarão se o periósteo associado não for perturbado.

3. Fracturas mandibulares edêntulas

O fornecimento de sangue do vaso alveolar inferior está gravemente comprometido e a redução aberta requer a remoção do periósteo de cobertura, o que inibe ainda mais a osteogénese. Assim, a redução fechada com o uso de uma prótese mandibular mantida no lugar por fios circunmandibulares oferece uma abordagem mais conservadora.

Se for necessária uma redução aberta, deve ser considerado um enxerto ósseo suplementar em todo o local da fratura, para além de um descolamento periosteal mínimo.

4. Fracturas Mandibulares em Crianças com Dentição em Desenvolvimento[Figura 7]

Com o tratamento aberto, existe o risco de danificar os botões dentários em desenvolvimento, que ocupam a maior parte da mandíbula nas crianças. A maioria das fracturas pode ser tratada por redução fechada. A redução aberta só é necessária se houver uma deslocação grosseira dos fragmentos.

5. Fracturas Condilares Não Deslocadas ou Minimamente Deslocadas[Figura 8]

6. Fracturas do Coronoide [Figura 9]

O tratamento é normalmente iniciado apenas se a oclusão estiver comprometida ou se o processo coronoide fracturado colidir com o arco zigomático, inibindo o movimento mandibular.

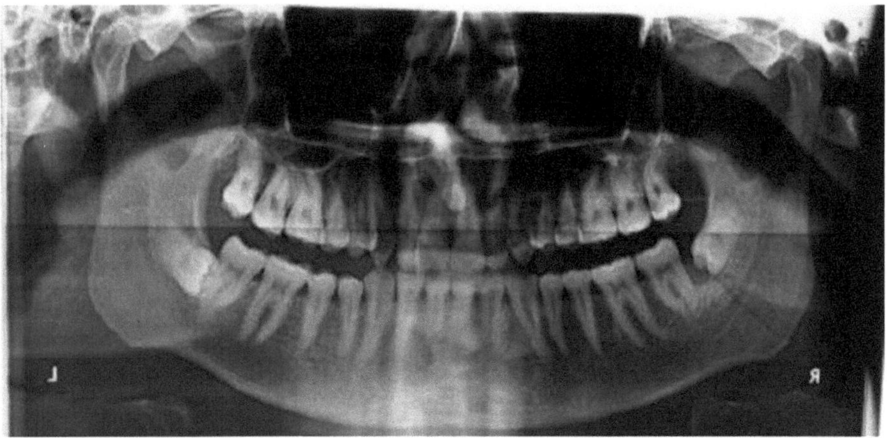

Figura 6 - Tomografia panorâmica de fratura angular não deslocada da mandíbula

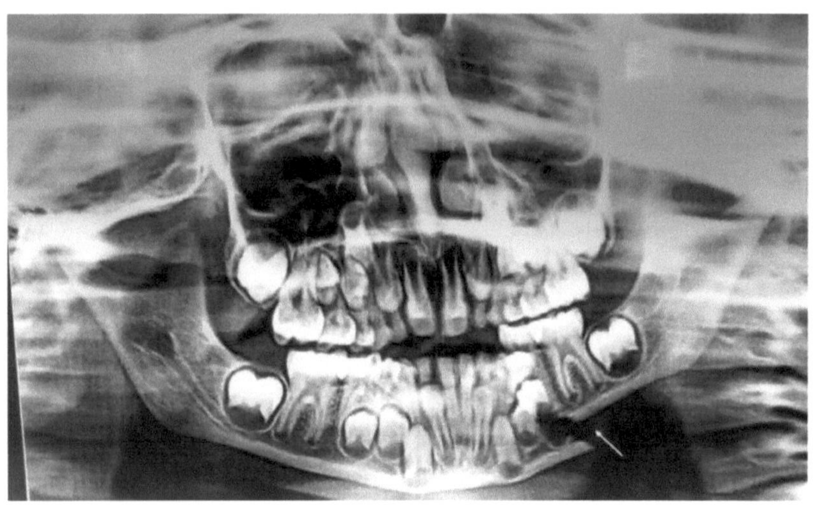

Figura 7- Tomografia panorâmica de fratura do corpo da mandíbula numa criança

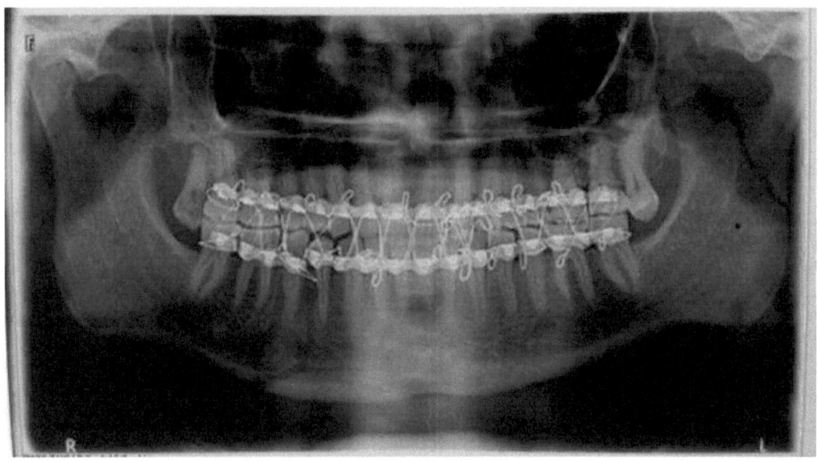

Figura 8- Tomografia panorâmica de fratura subcondilar não deslocada da mandíbula

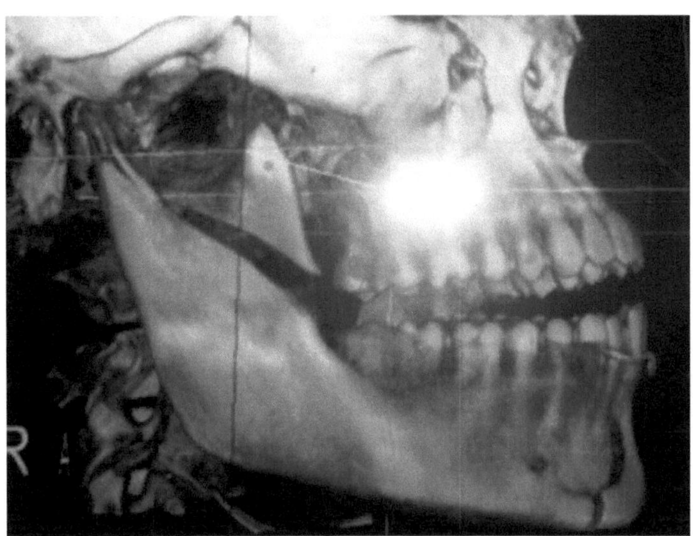

Figura 9 - TC de reconstrução tridimensional mostrando fratura do coronoide da mandíbula

INDICAÇÕES PARA A REDUÇÃO ABERTA

1. Fracturas desfavoráveis deslocadas através do ângulo da mandíbula [Figura 10].

2. Fracturas Deslocadas Desfavoráveis do Corpo ou da Região Parassinfisária da Mandíbula. [Figura 11]

3. Fracturas duplas unilaterais da mandíbula [Figura 12]

4. Fracturas do terço médio da face e fracturas condilares bilaterais deslocadas.

5. Fracturas de uma Mandíbula Edêntula com Deslocamento Grave dos Fragmentos de Fratura.

6. Maxila edêntula oposta a uma fratura mandibular

7. Atraso no tratamento e interposição de tecidos moles entre fragmentos de fracturas deslocadas sem contacto.

8. Malunion

9. Condições médicas que contra-indicam a fixação intermaxilar, tais como doentes epilépticos, doentes com problemas psiquiátricos ou neurológicos, funções

pulmonares comprometidas e distúrbios alimentares ou gastrointestinais.

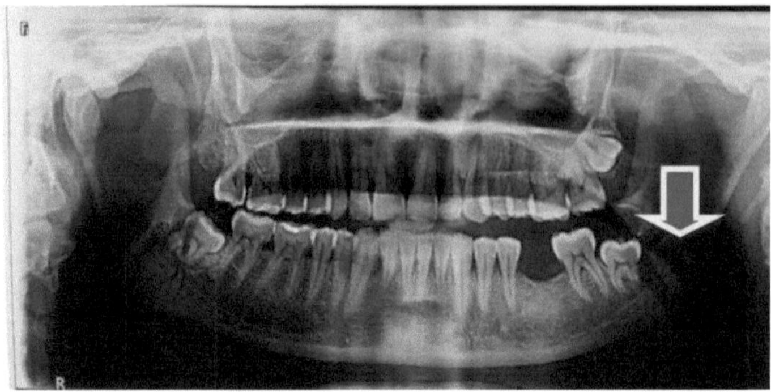

Figura 10- Tomografia Panorâmica de fracturas desfavoráveis deslocadas através do ângulo da Mandíbula (Lado Esquerdo)

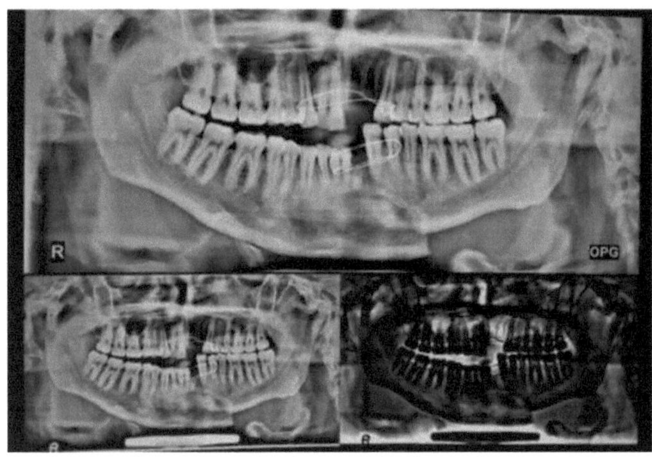

Figura 11- Tomografia Panorâmica de fracturas desfavoráveis da região do corpo da Mandíbula

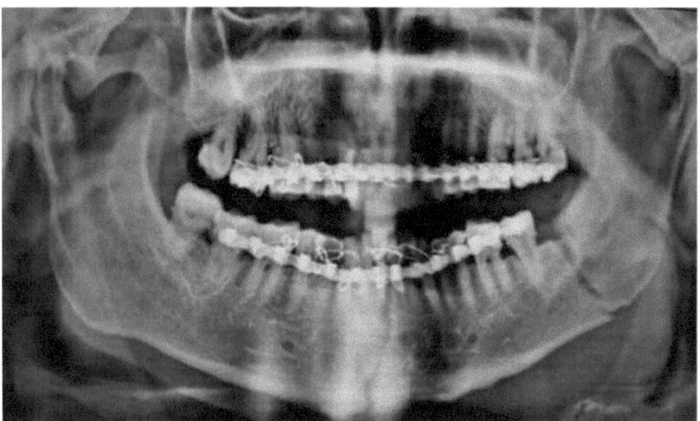

Figura 12- Tomografia panorâmica de fracturas duplas unilaterais da mandíbula

Dentes na linha de fratura

Nos dias pré-antibióticos, todos os dentes na linha de fratura eram extraídos. Esta prática continuou mesmo na era dos antibióticos, com danos desnecessários para o doente. O cirurgião deve ter em mente as indicações para a remoção do dente na linha de fratura.

Indicações absolutas para a remoção de um dente da linha de fratura:

1. Fratura longitudinal envolvendo a raiz.

2. Presença de infeção periapical.

3. Linha de fratura infetada.

4. Pericorinite aguda

5. Dente que causa obstrução na redução de segmentos de fratura. Indicações relativas para a remoção de um dente da linha de fratura:

1. Cáries avançadas

2. Doença periodontal avançada

3. Dente sem função que acabaria por ser removido eletivamente.

Num estudo de Ellis, foi encontrada uma taxa de complicações pós-operatórias de 19% no grupo que continha dentes na linha de fratura e uma taxa de complicações de

15,8% nas fracturas que não continham dentes na linha de fratura, sendo os resultados estatisticamente não significativos. Nas fracturas associadas a um dente, quando o dente foi mantido, a incidência de infeção foi de 19,5%. Quando o dente foi removido, a incidência foi de 19,0%.[48] Um estudo semelhante concluiu que Malanchuk e Kopchak observaram que os dentes não cariados na linha de fratura não podiam ser considerados um fator predisponente para o desenvolvimento de infeção. [49]

O autor acredita que a simples presença de um dente na linha de fratura não torna necessária a sua remoção. A desvantagem da remoção rotineira de terceiros molares impactados ou mesmo erupcionados em uma fratura de ângulo mandibular está relacionada à possibilidade de criar um déficit de tecido mole no local da extração. Além disso, existe o risco de converter uma fratura fechada numa fratura aberta, especialmente quando é utilizada uma abordagem extra-oral. [Figura 13,14]

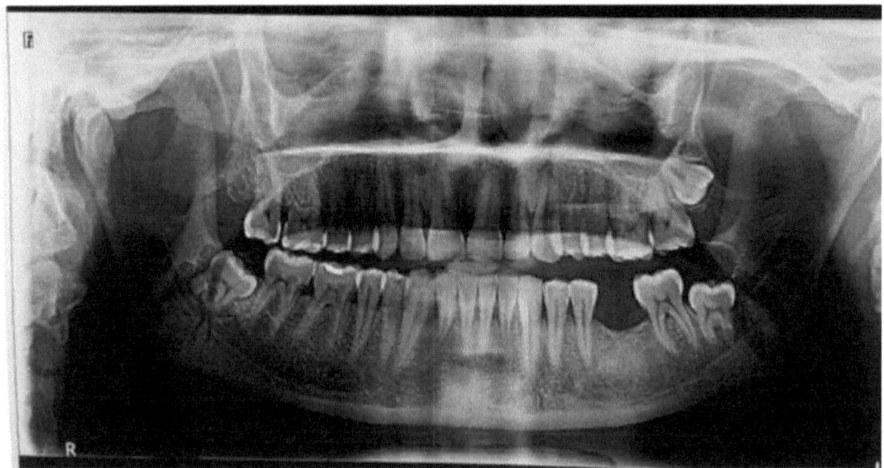

Figura 13- Tomografia panorâmica mostrando o terceiro molar na linha de fratura da mandíbula

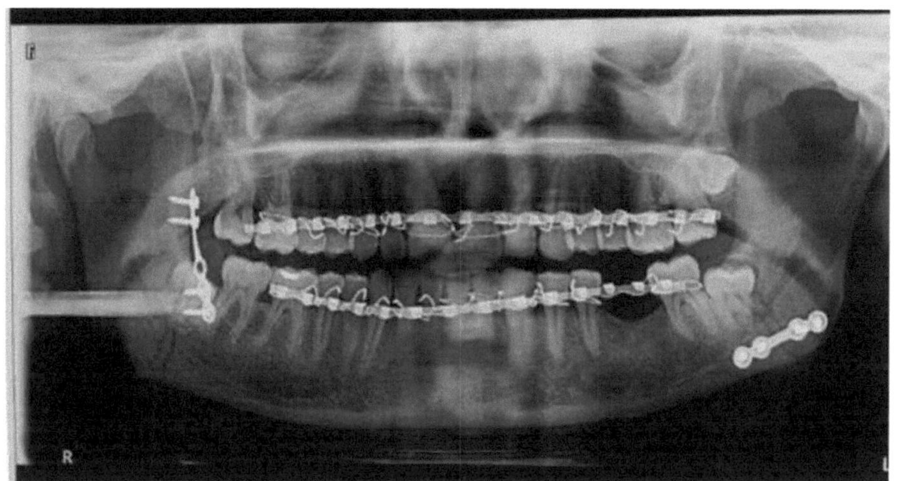

FIGURA 14- Tomografia panorâmica mostrando a redução e fixação das fracturas sem remoção dos terceiros molares

Duração da fixação maxilomandibular

O tempo de fixação maxilo-mandibular deve variar de acordo com o tipo, a localização, o número e a gravidade das fracturas mandibulares, a idade e o estado de saúde do doente e o método utilizado para a redução e imobilização.

Normalmente, tem sido utilizado um período de 3-6 semanas de fixação intermaxilar para permitir a cicatrização. No entanto, este período de tempo pode variar consoante o doente e a situação clínica. Num estudo prospetivo de 256 fracturas mandibulares tratadas com fixação maxilomandibular, verificou-se que a maioria das fracturas em crianças necessitava apenas de duas semanas de imobilização, 75% dos jovens adultos saudáveis necessitavam de 3-4 semanas e os idosos necessitavam de cinco semanas ou mais. [47]

Para um indivíduo jovem e saudável com uma fratura isolada da mandíbula de corpo único/ângulo, 3 semanas de MMF são suficientes. Se

1. Existe dente na linha de fratura - adicionar 1 semana à duração do MMF.

2. Doentes idosos - adicionar 1 semana à duração do MMF.

3. Fracturas da sínfise/parassínfise - adicionar 1 semana à duração do MMF.

CHAPTER 7- **TRATAMENTO FECHADO**

Alguns pacientes podem apresentar uma fratura mandibular e não necessitar de tratamento. Nestes casos, a oclusão é estável, a fratura não está deslocada, existe um padrão de fratura favorável e o doente está motivado para cumprir o tratamento.

O tratamento nestes casos consiste numa observação atenta, numa dieta líquida e numa atividade física limitada. Se nestes casos se desenvolverem discrepâncias oclusais ou outros sinais de deslocação da fratura, o cirurgião deve estar preparado para alterar o plano de tratamento e devem ser implementadas precocemente técnicas de redução aberta ou fechada.

A redução fechada de fracturas é mais frequentemente conseguida através da aplicação de barras de arco de Erich na dentição maxilar e mandibular com fios de aço inoxidável macios circundentais de calibre 24 ou 26. Os fios são apertados no sentido dos ponteiros do relógio enquanto se aplica força na direção apical. Para evitar quebrar desnecessariamente o fio interdentário, o fio é rodado até ficar encostado à barra da arcada. A extremidade do fio é então virada sobre si mesma e frisada para evitar irritação ou corte da gengiva ou do lábio. Os laços de fio ou elásticos são então enrolados em torno dos ganchos das barras de arco para manter a fixação maxilomandibular. [Figura 15] Outros métodos de redução fechada incluem laços Ivy, fios Risdon, parafusos IMF, etc.

Vantagens das Barras Erich Arch:

1. Facilidade de aplicação

2. Baixo custo

3. Manter o periósteo intacto sobre o osso

4. Restaurar a oclusão normal

5. Actua como uma banda de tensão e evita a distração dos segmentos fracturados

Desvantagens:

1. Aumentar o tempo cirúrgico

2. Exigir um segundo procedimento para remover as barras de arco

3. Risco de lesões por penetração causadas por fios circumdentários e IMF para os cirurgiões

4. Dificuldade em manter a higiene oral

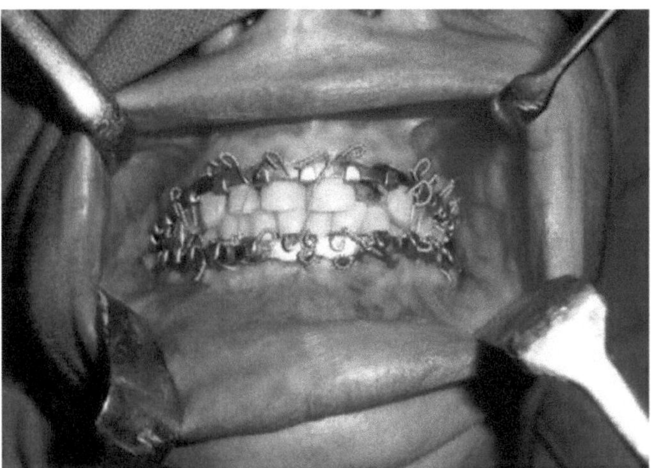

Figura 15- Fotografia de paciente com fratura da mandíbula tratada com barra de arco e fixação maxilomandibular

FMI Parafusos auto-roscantes

Estes parafusos são colocados em osso sadio nas regiões vestibulares anterior e posterior, e fornecem uma âncora óssea para elásticos ou fios para IMF ao estabelecer e/ou manter a oclusão do paciente.

Vantagens em relação às barras em arco:

1. Facilidade de aplicação

2. Diminuição do tempo cirúrgico

3. Baixo risco de punção inadvertida da pele

4. Ancoragem estável que promove o realinhamento da oclusão

5. Não afrouxar com o tempo

6. Promover uma melhor higiene oral

7.   Adequado quando a dentição foi fortemente restaurada com restaurações de coroas e pontes

8.   Fácil de remover

Desvantagens:

9.   Risco de lesões nas raízes dos dentes

10. Não pode ser utilizado para imobilizar fracturas alveolares dentárias ou estabilizar dentes soltos

11. A maxila tem de estar intacta

12. Probabilidades de enterramento dos tecidos moles das cabeças dos parafusos no vestíbulo

CHAPTER 8-   **TRATAMENTO ABERTO**

FIXAÇÃO RÍGIDA

A fixação rígida na mandíbula refere-se a uma forma de tratamento que consiste em aplicar uma fixação para reduzir adequadamente a fratura e também permitir a utilização ativa da mandíbula durante o processo de cicatrização. Os quatro princípios AO/ASIF são

(1)   redução anatómica

(2)   fixação funcionalmente estável

(3)   técnica cirúrgica atraumática

(4)   função ativa imediata.

Embora estejam atualmente disponíveis muitos sistemas de osteossíntese para tratar fracturas mandibulares, os princípios de aplicação das placas são semelhantes. Segue-se uma visão geral dos vários tipos de implantes.

Placas de compressão

As placas de compressão causam compressão no local da fratura, tornando mais provável a cicatrização óssea primária. Estas placas só podem ser dobradas em duas dimensões devido à sua conceção e, se não tiverem um contorno adequado, não conseguem produzir compressão. É importante evitar a compressão das fracturas oblíquas. Também requerem o encaixe de parafusos bicorticais para produzir uma compressão uniforme ao longo da linha de fratura. Isto requer a sua colocação no bordo inferior para eliminar danos nas estruturas neurovasculares alveolares inferiores ou nas raízes dos dentes. Foi observada uma maior incidência de complicações em fracturas tratadas com placas de compressão [50]. Devido à secção transversal relativamente pequena da superfície óssea em algumas fracturas, a compressão interfragmentária não é frequentemente possível. No nosso centro, os cirurgiões não preferem placas de compressão para tratar fracturas mandibulares.

Placas de reconstrução

As placas de reconstrução são recomendadas para fracturas cominutivas e também para colmatar lacunas de continuidade. Estas placas são rígidas e têm parafusos correspondentes com um diâmetro de 2,3-3,0 mm. As placas de reconstrução podem ser adaptadas ao osso subjacente e contornadas em três dimensões. [Figura 16] Um problema que pode estar associado às placas de reconstrução convencionais é o afrouxamento dos parafusos durante o processo de cicatrização, levando à instabilidade da fratura.

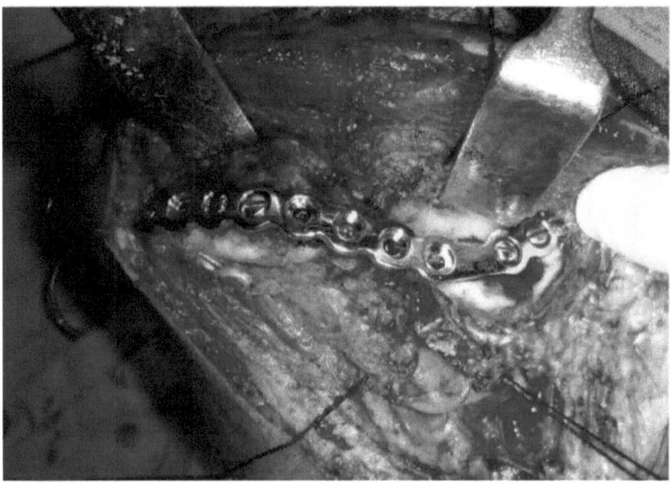

Figura 16 - ORIF de uma fratura cominutiva com placa de reconstrução

Placas de reconstrução bloqueadas

Em 1987, Raveh et al. introduziram a placa de reconstrução osteointegrada de parafuso oco de titânio (THORP) [16]. Este sistema alcança a estabilidade entre o parafuso e a placa através da inserção de um parafuso de expansão na cabeça do parafuso ósseo. Isto provoca a expansão dos flanges do parafuso e bloqueia-os contra a parede do orifício da placa óssea. Mais tarde, Herford e Ellis descreveram o uso de um sistema de parafuso/placa óssea de reconstrução bloqueada para cirurgia mandibular [45]. Este sistema simplificou o mecanismo de bloqueio entre a placa e o parafuso (Locking Reconstruction Plate, Synthes Maxillofacial, Paoli, PA), encaixando as roscas da cabeça do parafuso com as roscas da placa de reconstrução, eliminando assim a necessidade de parafusos de expansão. Os sistemas de placa/parafuso de bloqueio oferecem vantagens em relação às placas de reconstrução convencionais. Estas placas funcionam como fixadores internos, alcançando estabilidade através do bloqueio do parafuso à placa e permitem uma maior estabilidade em comparação com as placas convencionais [51]. São necessários menos parafusos para manter a estabilidade. A vantagem mais significativa deste tipo de sistema é que se torna desnecessário que a placa contacte intimamente com o osso subjacente em todas as áreas. À medida que os parafusos são apertados, não atraem a placa e o osso subjacente um para o outro.

Fixação com parafusos de retração

Os parafusos de retração podem proporcionar osteossíntese de fracturas mandibulares [52,53]. Funcionam bem em fracturas oblíquas e requerem um mínimo de dois parafusos. O parafuso de desfasamento encaixa no córtex oposto enquanto se encaixa passivamente no córtex do segmento ósseo exterior. Isto pode ser conseguido através da utilização de um parafuso de desfasamento verdadeiro ou através da perfuração excessiva do córtex proximal. Isto provoca a compressão dos segmentos ósseos e proporciona a maior rigidez de todas as técnicas de fixação. O córtex proximal deve ser rebaixado para distribuir as forças de compressão por uma área mais ampla e evitar microfracturas. A anatomia da região sinfisária da mandíbula presta-se à utilização de parafusos de retardamento numa técnica diferente. Os parafusos lag podem ser colocados através dos córtex opostos entre o forame mental e inferiormente aos dentes. As fracturas não devem ser oblíquas com esta técnica porque pode fazer com que as fracturas se sobreponham umas às outras.

Miniplacas

As miniplacas referem-se tipicamente a placas pequenas com um diâmetro de parafuso de 2,0 mm. Estas placas têm demonstrado ser eficazes no tratamento de fracturas mandibulares. Normalmente, é necessária uma placa superior e inferior para uma fixação adequada. Uma exceção é a região do ângulo mandibular, onde é suficiente uma placa de bordo superior colocada no ponto de tensão máxima [Figura 17]. Uma vantagem destas placas é o facto de serem suficientemente estáveis para evitar a necessidade de fixação maxilomandibular e terem um perfil muito baixo. É menos provável que sejam palpáveis, o que reduz a necessidade de remoção posterior da placa. Normalmente, os parafusos são colocados monocorticalmente, mas podem ser colocados bicorticalmente quando posicionados ao longo da borda inferior da mandíbula. Devem ser colocados, no mínimo, dois parafusos em cada segmento ósseo. Estas placas requerem incisões mais pequenas e menos reflexos nos tecidos moles do que as placas maiores e podem ser colocadas por uma abordagem intra-oral, eliminando assim uma cicatriz externa. Como estas placas são menos rígidas do que as placas de reconstrução, a sua utilização no tratamento de fracturas cominutivas deve ser evitada[54]. [54] Um estudo realizado no nosso centro avaliou a eficácia do sistema de miniplacas bloqueadas de 2,0 mm versus o sistema de miniplacas não bloqueadas de 2,0 mm para fracturas mandibulares e concluiu que ambos os sistemas de miniplacas apresentam taxas de complicações a curto prazo semelhantes. [55]

Microminiplacas

As microminiplacas referem-se geralmente a pequenas placas maleáveis com um diâmetro de parafuso de 1,0 - 1,5 mm. A sua utilização para cirurgia mandibular é limitada devido à sua incapacidade de fornecer uma fixação rígida e porque têm uma tendência para a fratura da placa durante o processo de cicatrização [56]. Estas placas podem funcionar bem no terço médio da face, onde as forças musculares são muito menores do que as que actuam na mandíbula. Um estudo recente encontrou uma taxa de complicações de 30,4% quando microminiplacas de 1,3 mm foram usadas para fornecer osteossíntese para fracturas mandibulares [57].

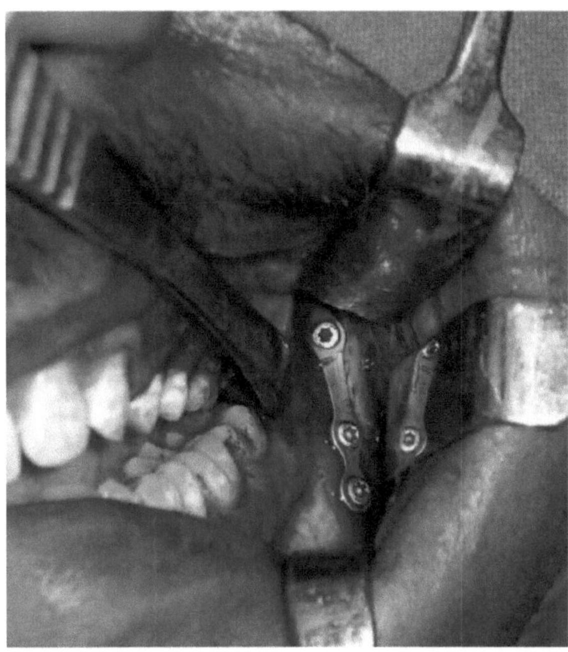

Figura 17- ORIF de fratura angular utilizando uma única miniplaca no bordo superior

Placas bioreabsorvíveis

As placas bio-reabsorvíveis são fabricadas a partir de quantidades variáveis de materiais, incluindo a polidioxanona (PDS), o ácido poliglicólico e o ácido poliláctico. Foi demonstrado que a rutura de uma placa de ácido poli-L-lático (PLLA) ocorreu a 50% da força de cedência necessária para quebrar uma miniplaca [58]. As complicações associadas a estas placas incluem inflamação e reacções do tipo corpo estranho. Laughlin et al. demonstraram no seu estudo que as placas reabsorvíveis são iguais ao desempenho das placas de titânio de 2 mm, no que diz respeito à consolidação da fratura com união óssea e restauração da função [59]. [59] Também estamos a utilizar placas reabsorvíveis para o tratamento de rotina de fracturas mandibulares. [Figura 18] A complicação comum que encontramos durante a sua utilização é a fratura da cabeça do parafuso durante o aperto. A utilização em pacientes pediátricos pode ser considerada, desde que se compreendam as possíveis complicações.

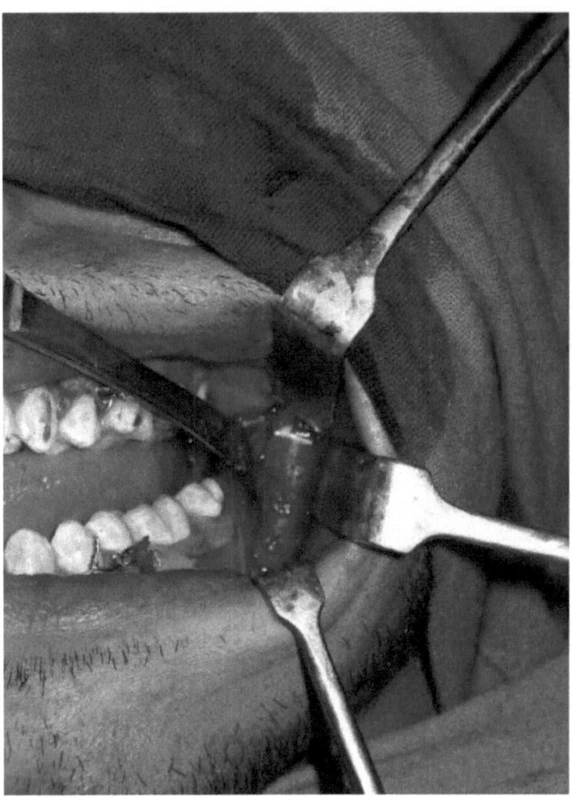

Figura 18- ORIF utilizando uma placa reabsorvível na região do ângulo

Miniplacas tridimensionais

Estas miniplacas baseiam-se no princípio de que, quando uma placa quadrangular geometricamente fechada é fixada com parafusos ósseos, cria estabilidade em três dimensões. O componente estrutural mais pequeno de uma placa 3-D é um cubo aberto ou uma pedra quadrada. [Figura 19] Os resultados clínicos e as investigações biomecânicas num estudo demonstraram uma boa estabilidade das placas 3-D na osteossíntese de fracturas mandibulares sem complicações de maior. Os finos braços de ligação de 1,0 mm da placa permitem uma fácil adaptação ao osso sem distorção. As áreas livres entre os braços permitem um bom fornecimento de sangue ao osso. [60]. Um estudo realizado no nosso centro mostrou que não há grande diferença em termos de resultado do tratamento entre a miniplaca convencional e a miniplaca tridimensional, e ambas são igualmente eficazes no tratamento da fratura mandibular [61]. [61] Acreditamos que as miniplacas tridimensionais proporcionam uma boa estabilidade e o tempo operatório é menor devido à estabilização simultânea nos bordos superior e inferior.

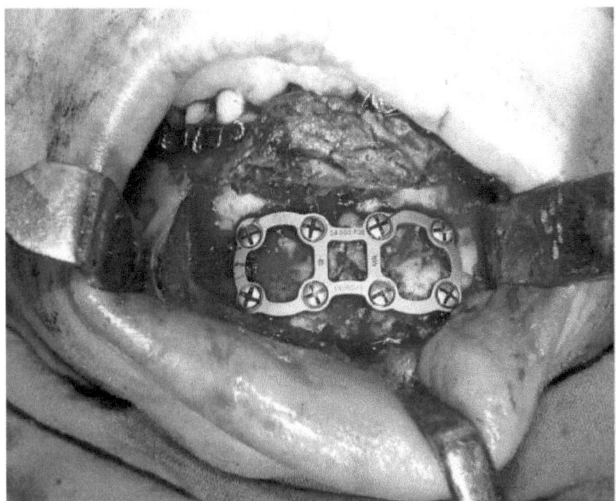

Figura 19- ORIF utilizando uma placa tridimensional na fratura da sínfise

CHAPTER 9- **FRACTURAS DA SÍNFISE**

O tratamento ótimo das fracturas sinfisárias e parassinfisárias continua a evoluir. As fracturas nesta área da mandíbula predispõem os pacientes à má oclusão e ao alargamento da face se não forem devidamente tratadas. As barras de arco e o MMF são necessários para estabelecer a relação pré-mórbida dos dentes mandibulares e maxilares. No entanto, é preciso ter cuidado para evitar o aperto excessivo do MMF, que pode causar o alargamento dos ângulos mandibulares.

A abordagem intra-oral à sínfise e à região do corpo da mandíbula proporciona um excelente acesso à fratura e a capacidade de observar a oclusão durante a redução e a aplicação de uma fixação rígida. [É importante que os riscos associados à incisão extra-oral, incluindo danos nos nervos e na cosmética, possam ser evitados. Normalmente, a incisão é efectuada no vestíbulo e colocada cerca de 5 a 7 mm abaixo da junção mucogengival para facilitar o encerramento e evitar a deiscência da ferida. Deve ter-se o cuidado de evitar a proximidade do nervo mental com a incisão. Este nervo é identificado durante a dissecção na região dos pré-molares e a bainha do nervo é cuidadosamente libertada para permitir a mobilidade, a fim de evitar uma possível avulsão pelos retractores cirúrgicos. Após a exposição de todas as fracturas, estas são mobilizadas e qualquer tecido mole preso é removido. A oclusão do paciente pode ser estabilizada com IMF usando barras de arco ou parafusos IMF, ou o assistente cirúrgico pode segurar a oclusão com a mão. Podem ser utilizados grampos de redução óssea ou afastadores de queixo na abordagem transoral para auxiliar a redução óssea. A fixação escolhida é aplicada, a oclusão é verificada e a incisão é fechada em camadas com o músculo mentoniano suturado conforme necessário.

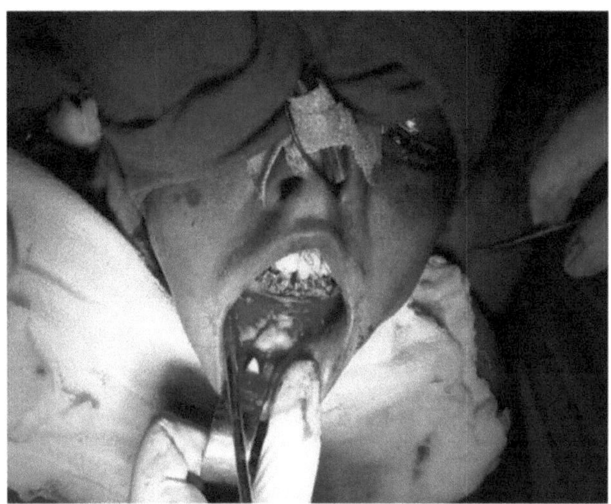

Figura 20 - Abordagem intra-oral para a exposição da fratura da sínfise e redução dos segmentos da fratura utilizando o retractor do queixo

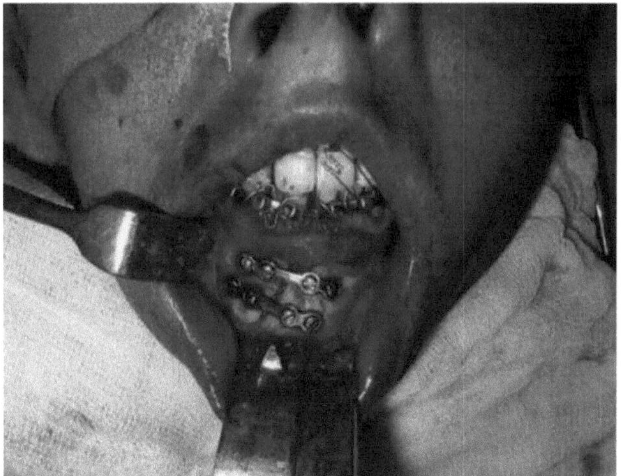

Figura 21- Abordagem intra-oral para a fixação da fratura da sínfise

Com fracturas maiores e cominutivas, pode ser necessária uma abordagem externa para fixar a mandíbula de forma precisa e rígida. [Figura 22] As fracturas simples da sínfise podem ser tratadas com duas miniplacas. Devido às forças de torção geradas durante a função, uma única miniplaca é insuficiente para manter previsivelmente uma fixação rígida durante a cicatrização [18]. Uma miniplaca é colocada na borda inferior e uma segunda placa é colocada superiormente. A placa superior é fixada com um mínimo de dois parafusos monocorticais em cada segmento, enquanto que na placa inferior podem ser utilizados parafusos bicorticais. Deve-se ter cuidado para evitar danos às raízes dentárias durante a fixação da placa superior. Estas placas foram colocadas de acordo com a linha Champy de osteossíntese. [Vários autores demonstraram que a fixação de miniplacas ao longo destas linhas é uma forma muito eficaz de fixar estas fracturas. [62]

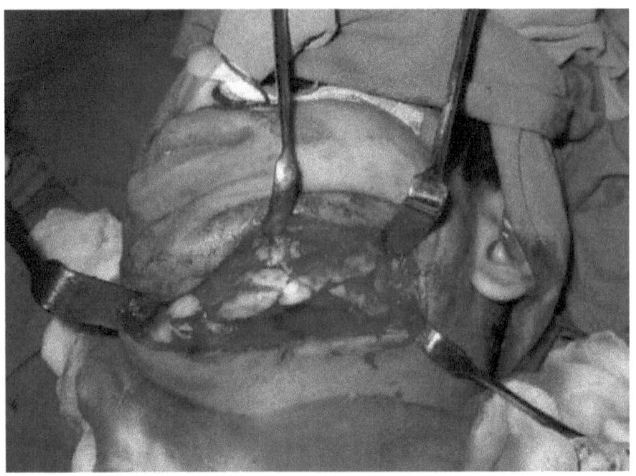

Figura 22 - Abordagem extra-oral para a exposição de uma fratura cominutiva da mandíbula

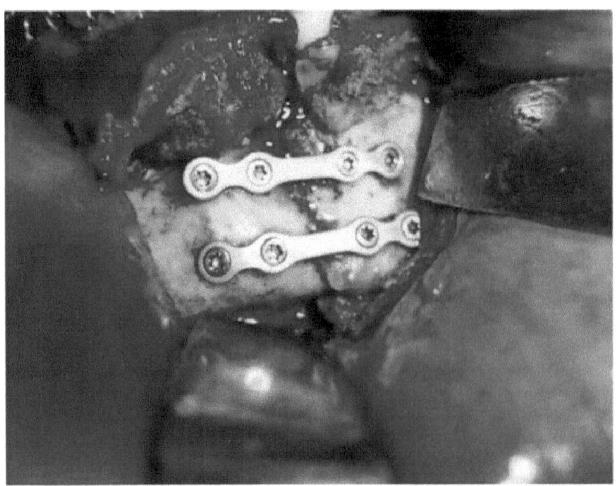

Figura 23-ORIF da fratura da sínfise utilizando duas miniplacas; uma no bordo

superior e outra no bordo inferior ao longo da linha de osteossíntese de Champy

Deve ser considerada uma fixação mais rígida para fracturas cominutivas. É importante evitar o "alargamento" do ramo em doentes com uma fratura da sínfise e especialmente quando combinado com fracturas do côndilo. Este fenómeno será observado clinicamente como uma mordida cruzada dentária da oclusão posterior e também como plenitude da região do ângulo mandibular. Isto pode ser evitado através da aplicação de pressão na região do ângulo durante a fixação, sobredimensionando a(s) placa(s) e visualizando diretamente o aspeto lingual da fratura reduzida.

A fixação com parafusos lag é outra técnica útil na região da sínfise e parassínfise [63]. Quando os parafusos lag são aplicados, é imperativo reduzir a borda lingual da fratura e restabelecer a distância intergonial apropriada apertando os ângulos mandibulares juntos. Enquanto se mantém a redução, os parafusos de retração podem ser aplicados. Para uma resistência óptima, são colocados dois parafusos de retração. Poucos autores sugeriram que uma única placa forte com barra de arco é adequada no tratamento de fracturas sinfisárias. Nos nossos casos, também estamos a utilizar uma placa única forte no bordo inferior juntamente com uma barra em arco como banda de tensão. Não se registou nenhuma complicação grave em nenhum dos doentes.

8. Fracturas do corpo

As fracturas simples que envolvem o corpo da mandíbula podem ser tratadas eficazmente com uma miniplaca ao longo da linha Champy de osteossíntese. [Figura 24] Deve-se ter cuidado durante a dissecção para evitar danificar o nervo mental, que fornece sensibilidade ao lábio inferior. Se for necessária uma reflexão adicional, o periósteo pode ser marcado para libertar o nervo e permitir uma melhor visualização.

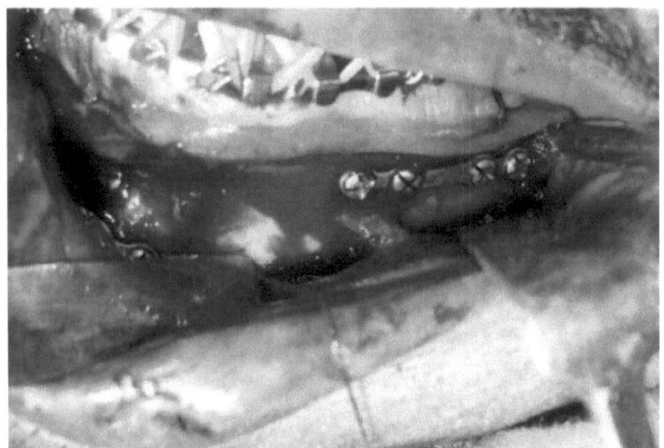

Figura 24- ORIF de fratura do corpo com uma única miniplaca entre os ápices radiculares e o canal alveolar inferior ao longo da linha de osteossíntese de Champy.

CHAPTER 10- **FRACTURAS ANGULARES**

A região do ângulo da mandíbula é um dos locais mais comuns de fratura. Frequentemente, o traumatismo da mandíbula lateral causa uma fratura no ângulo e envolve também a mandíbula contralateral. Foram citadas muitas razões para a maior proporção de fracturas neste local. Estas incluem a presença de terceiros molares impactados, uma área de secção transversal mais fina nesta região, e também o braço de alavanca biomecânico nesta área. Um estudo recente analisou a incidência de fracturas quando havia dentes envolvidos. Encontraram uma incidência significativamente maior de fracturas envolvendo o ângulo mandibular quando havia um terceiro molar impactado associado [64]. A região do ângulo é um ponto fraco, porque o osso anterior e posterior (corpo e ramo, respetivamente) são mais espessos do que o osso na região do ângulo [65]. Estas fracturas estão associadas à maior taxa de complicações [66]. A fratura do ângulo pode ainda ser complicada pela distração e rotação por forças opostas dos músculos elevadores (masseter, pterigóideo medial e lateral, temporal) e dos músculos depressores (geniohióideo, genioglosso, milo-hióideo, digástrico).

Muitas técnicas para o tratamento das fracturas do ângulo mandibular têm sido descritas. Como não existem dentes no segmento posterior (proximal), as barras de arco não podem ser usadas para estabilizar os segmentos e não há controlo sobre o segmento proximal. As técnicas de redução fechada estão frequentemente associadas à rotação do ramo. Com a introdução da osteossíntese com placa e parafuso, muitos métodos cirúrgicos foram descritos. Aqueles que defendem placas ósseas grandes estão a tentar eliminar a mobilidade interfragmentária e, assim, permitir a união óssea primária [67]. Outros questionaram a necessidade de rigidez absoluta para o tratamento de fracturas angulares. Em 1973, Michelet et al, descreveram a utilização de pequenas placas ósseas maleáveis para o tratamento de fracturas angulares [17]. Isto levou a uma mudança da crença anterior de que a fixação rígida era necessária para a consolidação óssea. Mais tarde, Champy et al. validaram a técnica através da realização de várias investigações clínicas [18]. Eles determinaram o local mais estável onde as placas ósseas deveriam ser colocadas com base nas "linhas ideais de osteossíntese". A "técnica de Champy" envolve a colocação de uma pequena placa óssea ao longo da borda superior e o uso de parafusos monocorticais para fixar a placa e evitar danos aos dentes adjacentes ou ao feixe neurovasular alveolar inferior. Esta forma de tratamento não proporciona uma imobilização absoluta (fixação semi-rígida). Estudos clínicos têm demonstrado que a quantidade de estabilidade das fracturas é suficientemente significativa para eliminar a necessidade de fixação maxilomandibular [68]. A placa do bordo superior neutraliza as forças de distração (tensão) na mandíbula, preservando as forças de auto-compressão que ocorrem durante a função.

Um estudo prospetivo analisou oito métodos de tratamento das fracturas do ângulo mandibular [68]:

(1) redução fechada;

(2) ORIF extra-oral com uma placa de reconstrução grande;

(3) ORIF intra-oral utilizando um único parafuso de retração;

(4) ORIF intra-oral utilizando duas placas de compressão minidinâmicas de 2,0 mm;

(5) ORIF intra-oral utilizando duas placas de compressão mandibular de 2,4 mm;

(6) ORIF intra-oral utilizando duas miniplacas não-compressivas;

(7) ORIF intra-oral utilizando uma única miniplaca não compressiva; e

(8) ORIF intra-oral utilizando uma única miniplaca maleável não-compressiva.

Os resultados revelaram que a ORIF extra-oral com placa de reconstrução e a ORIF intra-oral com miniplaca única estão associadas ao menor número de complicações (7,5% e 2,5%, respetivamente). Este achado é interessante porque a miniplaca única é menos rígida do que as outras formas de fixação, mas está associada ao menor número de complicações. Uma possível explicação é o facto de ser necessária uma dissecção menos extensa e de ser mantido um maior fornecimento de sangue.

Também estamos a utilizar a ORIF intra-oral utilizando uma única miniplaca ao longo da linha ideal de osteossíntese de Champy para fracturas angulares. [O principal problema com que nos deparámos foi a incapacidade de obter uma redução anatómica em casos de fracturas angulares gravemente deslocadas através da abordagem intra-oral. Um estudo realizado no nosso centro avaliou a eficácia da utilização de uma única miniplaca no bordo inferior no tratamento de uma fratura angular deslocada através de uma abordagem extra-oral [Figura 26-28]. [O estudo concluiu que os resultados são aceitáveis nos doentes, mas é necessário um estudo multicêntrico com um grupo de comparação adequado para fundamentar uma conclusão mais generalizável da eficácia desta miniplaca única no bordo inferior. [69]

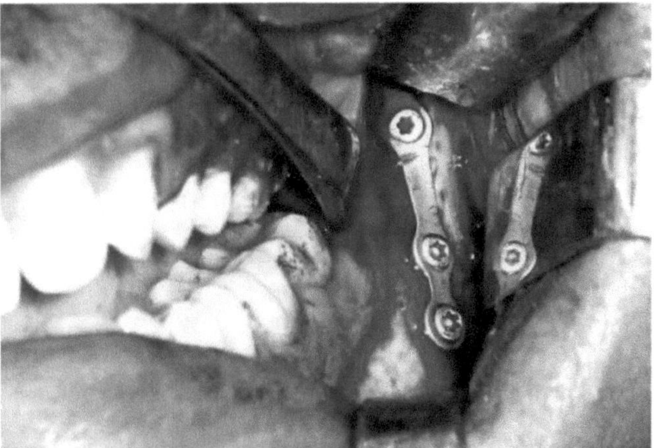

Figura 25 - ORIF intra-oral utilizando uma única miniplaca ao longo da linha ideal de osteossíntese de Champy para fracturas angulares

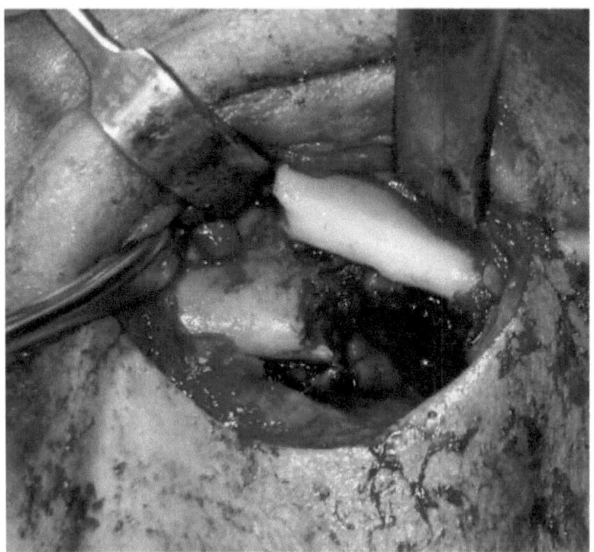

Figura 26 - Vista intra-operatória mostrando uma fratura angular deslocada exposta através de uma abordagem extra-oral

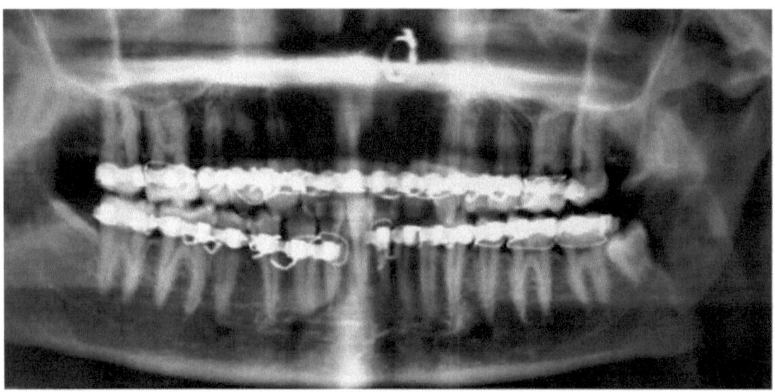

Figura 27- Tomografia panorâmica mostrando fratura deslocada do ângulo esquerdo

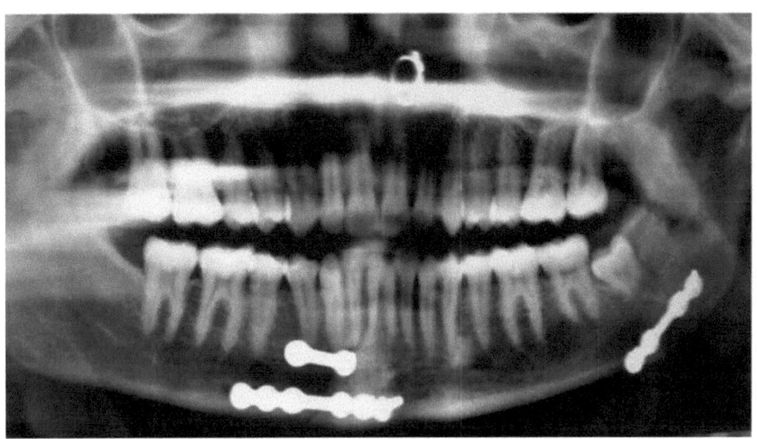

Figura 28- Tomografia panorâmica mostrando fratura angular anatomicamente reduzida e fixação com uma única miniplaca no bordo inferior

Atualmente, várias técnicas são consideradas aceitáveis para tratar fracturas mandibulares; a técnica mais comummente aceite para a fratura isolada do ângulo mandibular é uma única miniplaca colocada no bordo superior. Quando as fracturas do ângulo estão associadas a outra fratura mandibular, pode ser utilizada a mesma técnica para o ângulo, mas de preferência com fixação rígida da outra fratura ou fracturas. O uso rotineiro de antibióticos no pós-operatório e a remoção de dentes na linha da fratura são menos recomendados e devem ser avaliados de acordo com a situação clínica disponível.

CHAPTER 11- **FRACTURAS CONDILARES**

As fracturas do côndilo podem envolver a cabeça (intracapsular), o colo ou a região subcondilar. A cabeça do côndilo pode ser deslocada para fora da fossa. A direção mais comum da deslocação é a anteromedial, devido à tração do músculo pterigóideo lateral, que se insere na porção anterior da cabeça do côndilo. Nenhum outro tipo de fratura mandibular está associado a tanta controvérsia relativamente ao tratamento como as que envolvem o côndilo. Os factores considerados na decisão de tratar uma fratura do côndilo de forma aberta ou fechada incluem o nível da fratura, a quantidade de deslocamento, a adequação da oclusão e se o paciente pode tolerar a fixação maxilomandibular. Aqueles que defendem o tratamento aberto citam vantagens, incluindo a mobilização precoce da mandíbula, melhores resultados oclusais, melhor função, manutenção da altura ramal posterior, e evitar assimetrias faciais [70]. O encurtamento da altura do ramo pode ser avaliado na radiografia panorâmica [Figura 29] e pode ser restaurado pelo tratamento aberto das fracturas condilares. [Figura 30]

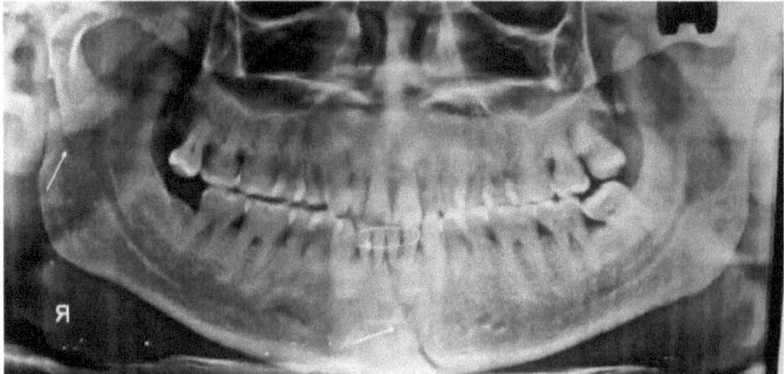

Figura 29- Tomografia Panorâmica mostrando fratura subcondilar direita deslocada e fratura da parassínfise esquerda. Notar que há perda de altura ramal no lado direito.

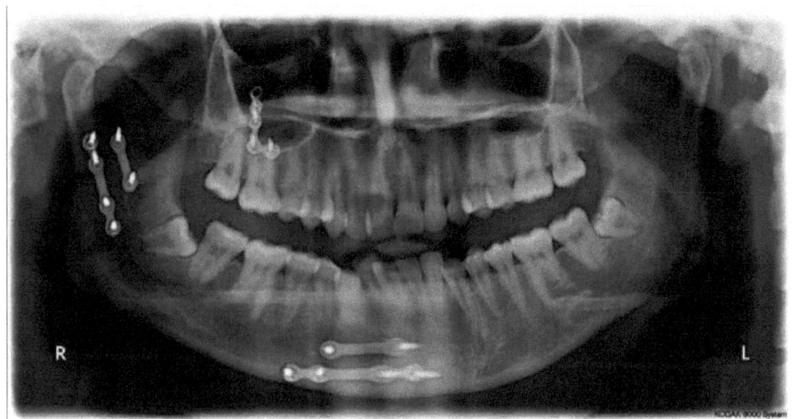

Figura 30- Tomografia panorâmica da fixação da fratura subcondilar com duas miniplacas; a altura ramal vertical é restaurada pela ORIF da fratura subcondilar

Outros preferem a redução fechada, principalmente devido às possíveis complicações associadas à redução aberta, incluindo danos aos ramos do nervo facial e uma cicatriz cutânea. Recentemente, a reparação endoscópica de fracturas subcondilianas foi descrita com resultados encorajadores [71]. O tratamento não cirúrgico (redução fechada) inclui o MMF com elásticos durante um período variável, seguido de elásticos de orientação de modo a manter a oclusão, permitindo a fisioterapia da mandíbula durante a cicatrização. [Figura 31,32] Critérios mensuráveis devem ser avaliados, quer se trate de métodos fechados ou abertos. Estes devem incluir movimento sem dor, abertura da boca, movimento da mandíbula em todas as excursões, oclusão pré-lesão e avaliação radiográfica do desvio do fragmento fracturado, encurtamento do ramo ascendente [72].

Zide e Kent descreveram as indicações absolutas e relativas para a redução aberta das fracturas do côndilo [73]. As indicações absolutas incluem

(1) deslocamento da cabeça do côndilo para a fossa craniana média;

(2) impossibilidade de obter uma oclusão adequada por redução fechada;

(3) deslocação lateral extracapsular do côndilo; e

(4) invasão por um corpo estranho (por exemplo, ferimento de bala)

As indicações relativas incluem

(1) fracturas bilaterais do côndilo num paciente desdentado;

(2) fracturas unilaterais ou bilaterais do côndilo quando a tala não é recomendada por razões médicas;

(3) fracturas bilaterais do côndilo associadas a fracturas cominutivas do terço médio da face; e

(4) fracturas bilaterais do côndilo e problemas gnatológicos associados (por exemplo, falta de apoio oclusal posterior).

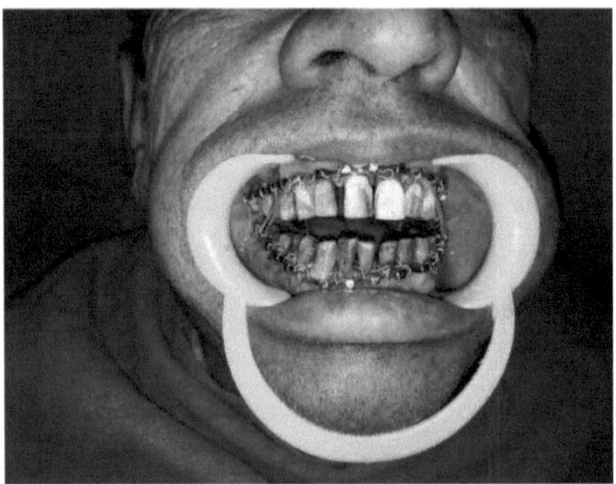

Figura 31- Fotografia de paciente com fratura subcondilar tratada com tratamento fechado e agora com elásticos de orientação que permitem a fisioterapia da mandíbula durante a cicatrização.

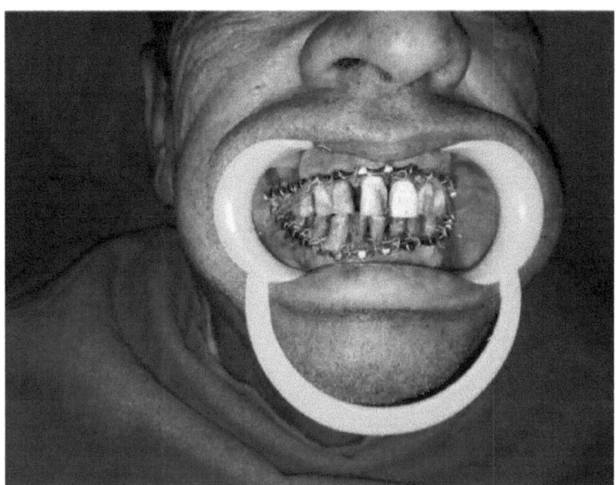

Figura 32- Fotografia de um paciente com fratura subcondilar tratada com tratamento fechado e mantendo a oclusão com elásticos de orientação

O grau de deslocamento da fratura condilar tem sido utilizado para decidir entre um tratamento aberto ou fechado. Mikkonen et al. e Klotch e Lundy recomendaram a redução aberta se o deslocamento condilar fosse superior a 45 graus num plano sagital ou coronal e Widmark et al. recomendaram a abertura dessas fracturas se o deslocamento fosse superior a 30 graus [74-76]. O autor propôs uma nova classificação das fracturas subcondilianas da mandíbula baseada no encurtamento da altura do ramo e no grau de angulação da fratura [77]. [77] A classificação é a seguinte:

CLASSIFICAÇÃO DAS FRACTURAS

Com base na radiografia de Towne e na radiografia panorâmica, as fracturas são classificadas em 3 classes:

1. Classe 1 (minimamente deslocada) - fratura com encurtamento da altura do ramo; < 2 mm e/ou grau de deslocamento da fratura; <10°.

2. Classe 2 (moderadamente deslocada) - fratura com encurtamento da altura do ramo; 2 a 15 mm e/ou grau de deslocamento da fratura; 10 a 35°

3. Classe 3 (gravemente deslocada) - fratura com encurtamento da altura ramal; >15 mm e/ou grau de deslocamento da fratura; >35°.

Esta nova classificação, baseada no encurtamento da altura ramal e no grau de deslocamento da fratura, pode orientar melhor o tratamento clínico. As fracturas de classe 1 devem ser tratadas por método fechado, enquanto a redução aberta é recomendada nos casos de classe 2 e classe 3.

As fracturas intracapsulares que envolvem a cabeça do côndilo são difíceis de tratar e a maioria recomenda o tratamento fechado destas fracturas para evitar danos nas estruturas adjacentes. As fracturas que envolvem o colo do côndilo e a região subcondilar podem ser abordadas com menos morbilidade. Foram descritas muitas abordagens cirúrgicas, sendo as mais comuns as abordagens retromandibular, submandibular e pré-auricular [78]. Um estimulador de nervo pode ser útil na identificação de ramos do nervo facial durante a dissecção.

Um estudo prospetivo comparou o efeito na simetria facial após o tratamento fechado ou aberto de fracturas do processo condilar mandibular [79]. Verificou-se que o tratamento por métodos fechados levou a assimetrias caracterizadas pelo encurtamento da face no lado da lesão. A perda de altura posterior no lado da fratura é uma adaptação que ajuda a restabelecer uma nova articulação temporomandibular. A perda de altura facial no lado afetado pode levar a uma inclinação compensatória do plano oclusal. O tratamento das fracturas do processo condilar deve ser individualizado. Muitos factores, incluindo a preferência do próprio doente, devem ser considerados. Quer se opte por um tratamento cirúrgico ou não cirúrgico, recomendamos a mobilização precoce durante o processo de cicatrização.

CHAPTER 12- **FRACTURAS PEDIÁTRICAS**

A mandíbula está mais exposta e propensa a lesões em todos os grupos etários. Os padrões de fratura dependem do nível de desenvolvimento mandibular. As fracturas por compressão do côndilo são comuns na primeira infância, devido a um colo condilar curto e espesso e a uma elevada relação entre osso esponjoso e cortical. O risco de fracturas do colo do côndilo aumenta à medida que a criança cresce e o colo do côndilo se alonga.

O fornecimento de sangue a partir da via endosteal é mais proeminente nas crianças, pelo que o potencial de cicatrização do osso pediátrico é maior. O tratamento das fracturas pediátricas é complicado devido à presença de dentes decíduos e ao crescimento da mandíbula. Os doentes pediátricos sofrem frequentemente uma fratura da mandíbula minimamente deslocada ou em "greenstick", devido à maior elasticidade da mandíbula e à presença de botões dentários em desenvolvimento. Uma radiografia panorâmica é normalmente suficiente para diagnosticar uma fratura do corpo ou da sínfise no doente pediátrico. Se o paciente for muito jovem e não puder tolerar uma radiografia panorâmica, uma tomografia computadorizada é uma opção. Quando o clínico suspeita de uma fratura na região da sínfise que não é óbvia numa radiografia panorâmica, uma radiografia oclusal e/ou periapical pode ajudar a confirmar o diagnóstico.

Em pacientes adolescentes, o objetivo do tratamento é estabelecer o melhor alinhamento dos fragmentos ósseos com a técnica menos invasiva. Uma vez que o crescimento irá ajudar a restaurar a forma e a função, é importante minimizar a interferência com a biologia natural associada ao crescimento ósseo e ao desenvolvimento da dentição permanente.

Devido à elevada elasticidade da mandíbula pediátrica, existe normalmente uma deslocação mínima dos fragmentos da fratura e a lesão é passível de uma redução fechada.

A colocação de fios interdentários e barras de arco em dentes decíduos ou dentes permanentes recém-erupcionados é difícil porque estes dentes não têm uma altura de contorno cervical suficiente e também as crianças tendem a ser menos tolerantes ao MMF. Uma tala de acrílico pode ser útil no tratamento de fracturas mandibulares em crianças. [Figura 33] Esta pode ser usada sem MMF para permitir fisioterapia pós-operatória precoce para evitar anquilose e/ou distúrbios de crescimento, que são mais comuns em pacientes pediátricos [80].

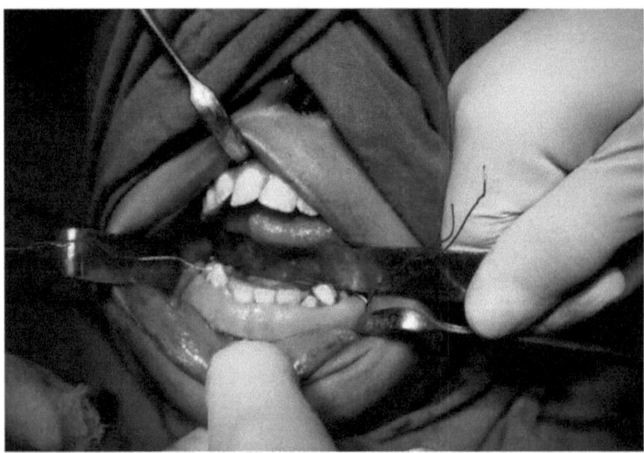

Figura 33- Vista intra-operatória da utilização de tala acrílica no tratamento de fracturas mandibulares em crianças

As fracturas do processo condilar em crianças com menos de 12 anos de idade devem ser tratadas por métodos fechados na maioria dos casos. Danos ao centro de crescimento condilar podem resultar em atraso no crescimento e em assimetria facial. Dalhlstrom et al mostraram uma boa restituição da ATM e nenhum distúrbio de crescimento em catorze crianças, 5 anos após o tratamento não cirúrgico das suas fracturas [81].

Os primeiros estudos em animais mostraram que havia pouco sacrifício do crescimento mandibular e da simetria com fracturas induzidas do côndilo quando tratadas com redução fechada. Boyne comparou três métodos de tratamento de fracturas em macacos rhesis e não encontrou qualquer diferença entre os tratados com fixação interna (fio), MMF, ou sem tratamento [82].

Não existem ensaios prospectivos, randomizados e controlados que avaliem o efeito das placas e parafusos ósseos no crescimento mandibular em crianças. Yaremchuk e colegas [83] sugerem que a fixação rígida afecta o crescimento craniofacial de macacos rhesus, embora a aplicação da fixação tenha sido através de suturas cranianas. Schilli, escrevendo sobre fracturas mandibulares em crianças, afirma que a investigação mostra que "os implantes de titânio muito provavelmente não interferem com o crescimento dos ossos esqueléticos membranosos" [84].

Existe um debate sobre se as placas reabsorvíveis têm uma vantagem sobre o titânio. Bos [85] apoia a utilização de titânio porque não existe evidência científica clínica suficiente relativamente às características a curto prazo (propriedades mecânicas) e a longo prazo (bioreabsorvibilidade) dos vários sistemas de osteossíntese reabsorvíveis. Bos escolhe pequenas placas e parafusos de titânio para a fixação de fracturas pediátricas porque têm propriedades mecânicas superiores, dimensões mais pequenas e podem ser removidos, se necessário, ao fim de muitos anos[85].

Eppley [86] promove a utilização de placas e parafusos reabsorvíveis em fracturas faciais pediátricas. O seu estudo de 29 fracturas deslocadas da sínfise, corpo e ramo em pacientes com menos de 10 anos concluiu que as placas e parafusos reabsorvíveis podem ser um método de fixação eficaz para fracturas faciais em crianças nos períodos da dentição primária e secundária.

Em conclusão, as fracturas não deslocadas num doente pediátrico capaz de compreender e cumprir as instruções específicas podem ser tratadas de forma conservadora com uma dieta líquida e uma observação atenta. No entanto, a maioria das outras fracturas, especialmente as que ocorrem mais perto da adolescência, são tratadas com um período de imobilização de 2 semanas. [87] Para fracturas gravemente deslocadas, [Figura 34] as miniplacas com parafusos monocorticais ou placas bioreabsorvíveis podem ser consideradas uma melhor opção.

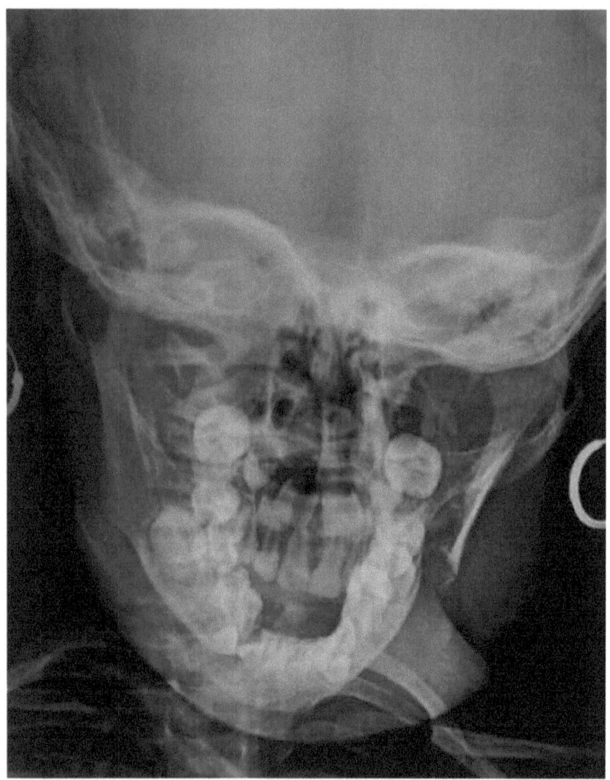

Figura 34- Vista em PA da mandíbula de uma criança com deslocamento da parassínfise e fratura angular

CHAPTER 13- **FRACTURAS DESDENTADAS**

As fracturas da mandíbula desdentada envolvem mais frequentemente a região do corpo. As alterações que ocorrem com a idade incluem diminuição da osteogénese, atrofia mandibular e redução do fornecimento de sangue. Com a idade, a artéria alveolar inferior contribui cada vez menos para a perfusão da mandíbula [88]. A falta de dentes dificulta a redução adequada da fratura porque o MMF não pode ser usado para ajudar a reduzir os fragmentos ósseos. É importante definir com mais cuidado as mandíbulas "edêntulas", pois a literatura mostra que apenas as mandíbulas severamente atróficas com altura óssea menor que 10 mm se destacam como um problema "difícil" ou especial. Acima destas alturas, a fixação normal de miniplacas pode ser eficaz.

Os princípios básicos da gestão de fracturas (redução anatómica e imobilização rígida) para restaurar a forma e a função podem ser difíceis na mandíbula edêntula por várias razões

Estas fracturas podem ser tratadas por métodos de redução abertos ou fechados. As técnicas fechadas envolvem frequentemente a colocação de uma prótese mandibular com fios circumandibulares para estabilizar a fratura. O segundo estudo da Academia Chalmers J. Lyons sobre fracturas da mandíbula edêntula analisou 167 fracturas em 104 mandíbulas edêntulas. Quinze por cento dos pacientes desenvolveram uma união fibrosa tardia e 26% tratados com técnicas de redução fechada tiveram problemas de união. O menor número de complicações ocorreu com os pacientes que receberam redução aberta transfacial e fixação interna [89].

Para além de uma redução e estabilização adequadas dos segmentos fracturados, o tratamento bem sucedido das fracturas que envolvem a mandíbula edêntula exige que se tenha em consideração a quantidade de osso presente. Quando a mandíbula está gravemente atrófica, é possível que a consolidação não ocorra, mesmo que os princípios de redução aberta e fixação interna sejam corretamente aplicados. Em algumas circunstâncias, o tratamento consiste na reconstrução simultânea de enxertos ósseos aquando da reparação da fratura. Este é também o tratamento adequado para os doentes que apresentam não união de uma fratura edêntula. Na maioria dos casos, os planos para a reconstrução protética definitiva são adiados até que a cicatrização completa do local ósseo tenha ocorrido. Alguns autores, no entanto, defendem a reconstrução precoce com enxerto ósseo e implantes osseointegrados. [90]

Métodos de tratamento das fracturas da mandíbula desdentada

• Redução fechada com utilização de próteses (dentaduras existentes ou talas de Gunning)

• Fixação externa

• Fixação com fio

• Redução aberta com fixação interna:

1. placas de reconstrução (parafusos de 2,3-2,7 mm de diâmetro)

2. placas de fixação da mandíbula (parafusos de 2,0-2,4 mm de diâmetro):

- placas de compressão dinâmica

- placas nos bordos inferior e superior da fratura

3. enxerto ósseo e fixação de miniplacas

A aplicação de fixação de suporte de carga, usando placa óssea de reconstrução que abrange a área da fratura e fixada nas áreas da mandíbula onde o osso é estável e saudável, pode ser bem sucedida. [91-94] Ellis e Price [95] mostraram bons resultados após o tratamento de fracturas do corpo da mandíbula edêntula por redução aberta, com sistemas de placas de diferentes tamanhos, e enxerto ósseo imediato quando necessário. Esta revisão de 32 pacientes, 26 dos quais tinham fracturas bilaterais e 23 receberam enxertos ósseos imediatos. Neste estudo, todos os pacientes cicatrizaram sem intercorrências.

Muitos cirurgiões promovem a redução fechada de fracturas edêntulas devido à preocupação de que a elevação do periósteo diminua o potencial de cicatrização no local da fratura. Luhr e colegas [96] recomendam a aplicação de placas sobre o periósteo para evitar perturbar o fornecimento de sangue periosteal à área à volta da fratura. Ellis e Price diferem nos seus pontos de vista e afirmam que a mandíbula atrófica recebe o seu fornecimento de sangue pelos vasos que perfuram o periósteo; são os tecidos moles sobrepostos ao periósteo que fornecem o fornecimento de sangue. A realização de uma dissecção supraperiosteal para aplicar uma placa irá, portanto, interromper o fornecimento vascular ao periósteo sobrejacente ao osso. [95]

Grande parte do fornecimento de sangue ao osso pode ser sacrificado pela vantagem de proporcionar uma fixação interna estável. A eliminação da mobilidade interfragmentária é da maior prioridade, e a questão do fornecimento de sangue periosteal é menor em comparação com a importância de conseguir uma fixação interna rígida. [89,93,96]

Fracturas infectadas

As fracturas mandibulares infectadas resultantes de um atraso no tratamento podem apresentar determinados desafios. Tem sido recomendado o tratamento com MMF, fixação externa e fixação interna rígida. Os objectivos do tratamento de fracturas mandibulares complicadas por uma infeção incluem a resolução da infeção e a obtenção de uma união óssea. A fixação interna rígida pode ser previsivelmente utilizada para o tratamento de fracturas mandibulares infectadas [97]. A união e a resolução da fratura podem ser alcançadas com a fixação. Mesmo que a infeção seja prolongada, a fratura pode sarar desde que a rigidez da fratura seja mantida. A placa pode ser removida após a união óssea ser alcançada. Em alternativa, se se verificar que ocorreu um afrouxamento da placa ou do parafuso e que não existe rigidez entre os segmentos ósseos, é provável que não exista união. O paciente deve ser tratado para recuperar a rigidez e eliminar qualquer ferragem solta.

CHAPTER 14- **ABORDAGENS CIRÚRGICAS**

São considerados vários factores na seleção de uma incisão: o grau de exposição necessário; a localização da fratura; e a(s) prega(s) cutânea(s) existente(s). Existem várias abordagens extra-orais e transorais para a exposição da mandíbula.

Abordagem submandibular

Descrita pela primeira vez por Risdon[98] em 1934, uma abordagem submandibular pode ser usada para fracturas que envolvem o ângulo mandibular, o ramo ou a região subcondilar [Figura 35]. A incisão tem aproximadamente 4 cm de comprimento e é colocada 1,5-2 cm abaixo do ângulo e da borda inferior da mandíbula. A colocação da incisão numa prega cutânea existente permite ocultar a cicatriz. A pele e a gordura subcutânea são incisadas até se identificar a camada muscular do platisma. O platisma é dissecado com precisão para alcançar a camada superficial da fáscia cervical profunda. O ramo mandibular marginal do nervo facial situa-se profundamente a esta camada, pelo que é importante conhecer o seu trajeto. Dingman e Grabb[99] dissecaram o nervo em 100 casos. Em 81% dos pacientes, o nervo passava acima da borda inferior da mandíbula, proximalmente ao local onde a artéria facial cruzava a borda inferior. Em 19% dos pacientes, o nervo seguiu um curso descendente, sendo o mais baixo 1 cm abaixo da borda inferior.

A dissecção até ao osso é efectuada pelo cirurgião através da fáscia cervical profunda, utilizando cuidadosamente um estimulador de nervos. A dissecção é continuada sob a fáscia até ao bordo inferior da mandíbula. A glândula submandibular e a sua cápsula tornar-se-ão evidentes, e o pólo inferior da parótida poderá ser encontrado. As cápsulas de ambas devem ser evitadas durante a dissecção. O rompimento do parênquima da glândula pode levar a sialoceles ou fístulas salivares. A dissecção é efectuada até ao músculo masseter, tendo o cirurgião o cuidado de retrair as fibras nervosas superiormente. Uma vez encontrado o músculo, este é dividido de forma nítida no bordo inferior para expor o osso. O músculo, o periósteo e os tecidos moles são retraídos superiormente para expor o corpo, o ramo e o local da fratura.

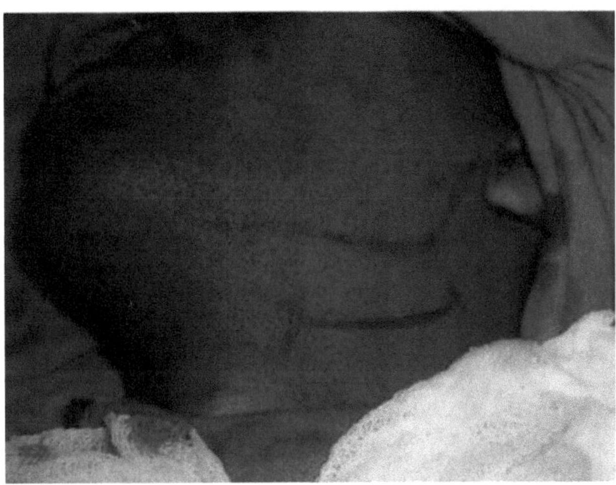

Figura 35- Marcação da incisão para a abordagem submandibular

Abordagem retromandibular

Hinds e Girotti[100] descreveram pela primeira vez a abordagem retromandibular em 1967. Esta abordagem era basicamente uma modificação da abordagem submandibular. A incisão começa aproximadamente 1 cm abaixo do lóbulo da orelha e 1 cm posterior ao ramo da mandíbula. [A dissecção é feita até à glândula parótida, que é retraída anteriormente, permitindo o acesso às fibras verticais do músculo masseter que cobrem o ramo. Estas fibras não são retiradas, mas sim separadas de forma romba ao longo do seu trajeto vertical, permitindo o acesso ao ramo subjacente. É possível aceder facilmente a fracturas subcondilianas relativamente altas através desta abordagem.

Outras abordagens extra-orais

A abordagem pré-auricular e endaural é utilizada para a exposição de fracturas do colo e da cabeça do côndilo. [Figura 37] Existem indicações limitadas para o tratamento aberto destas fracturas.

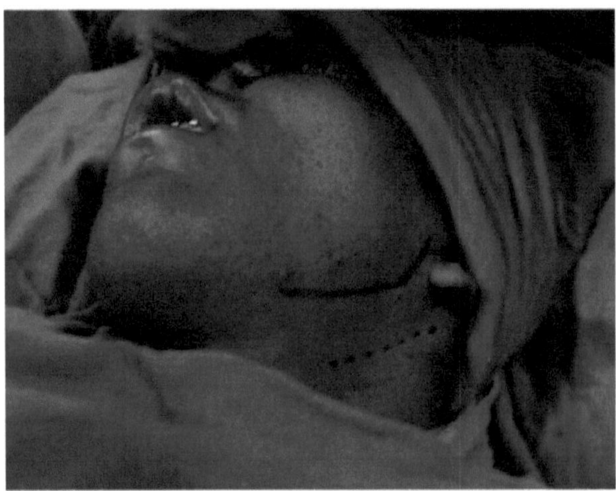

Figura 36 - Marcação da incisão para a abordagem retromandibular

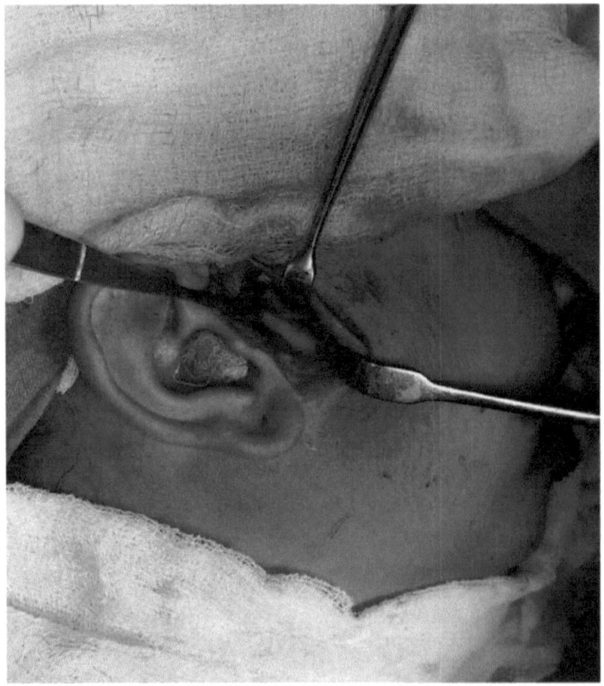

Figura 37 - Abordagem pré-auricular para exposição de fracturas do colo do côndilo

Abordagens transorais

A. Sínfise e parassínfise.

As fracturas mandibulares anteriores podem ser acedidas através de incisões intra-orais. Em primeiro lugar, a região da incisão é infiltrada com anestésico local e vasoconstritores. O lábio é retraído e é efectuada uma incisão curvilínea perpendicular à superfície da mucosa. É importante efetuar a incisão para o interior do lábio, deixando pelo menos 1 cm de mucosa ligada à gengiva. O músculo mental, agora visível, deve ser incisado perpendicularmente ao osso, deixando um retalho de músculo ligado ao osso para o fecho. A dissecção é efectuada subperiostealmente para identificar o feixe neurovascular do mento. O local da fratura é identificado e reduzido. O local da cirurgia é fechado em camadas. O músculo menisco é fixado ao pedículo muscular restante com suturas. A mucosa é então fechada e é aplicada uma ligadura de pressão no queixo para apoiar o músculo mentoniano e assim evitar a queda.

B. Corpo, ângulo e ramo. Após a administração de anestésico local e vasoconstritores adequados, a bochecha é retraída lateralmente. A mucosa é incisada até ao osso com a lâmina posicionada perpendicularmente ao osso para evitar o nervo mental. A incisão é efectuada a cerca de 5 mm da junção mucogengival para permitir um tecido móvel adequado para o encerramento. A porção proximal da incisão deve ser efectuada ao longo da crista oblíqua externa, apenas até à altura do plano oclusal mandibular. O alargamento da incisão predispõe o coxim adiposo bucal a prolapsar para o campo cirúrgico. A remoção do tendão bucinador e do tendão temporal é efectuada para expor a superfície anterior do ramo. A dissecção desta forma, subperiostealmente, mantém a almofada de gordura bucal fora do campo. O músculo masseter pode então ser elevado com elevadores periosteais. Todo o ramo e a região subcondilar podem agora ser expostos com a colocação de retractores nos entalhes sigmoide e antegonial. Para a ORIF do corpo e do ângulo por via transoral, é efectuada uma remoção mínima necessária dos tecidos, uma vez que uma remoção extensa aumenta as probabilidades de formação de edema e hematoma no pós-operatório, especialmente na região do ângulo.

CHAPTER 15- **COMPLICAÇÕES**

As complicações após a reparação de uma fratura da mandíbula podem resultar da gravidade da lesão original, do tratamento cirúrgico ou do incumprimento do regime pós-operatório por parte do doente. Os problemas relacionados com as fracturas mandibulares apresentam desafios únicos mesmo para o cirurgião mais experiente. As consequências das complicações podem incluir problemas na forma anatómica (deformidade cosmética) ou perturbações funcionais residuais. As taxas de complicações melhoraram desde os primeiros dias da fixação com fio, mas mesmo as técnicas de fixação mais correctas podem produzir resultados indesejáveis. Provavelmente, nenhuma outra área específica da cirurgia oral e maxilofacial foi estudada com mais pormenor do que a fratura da mandíbula. Apesar deste facto, existe pouca evidência prospetiva disponível relativamente aos resultados das várias modalidades de tratamento. Os estudos retrospectivos oferecem algumas evidências de que certas técnicas têm, independentemente, melhores resultados do que outras, mas são necessários melhores estudos prospectivos para avaliar e comparar melhor essas técnicas.

A. Má oclusão e malunião

O alinhamento incorreto dos fragmentos da fratura resulta em assimetria facial e má oclusão. As maluniões ocorrem em 0-4,2% das fracturas. Os mal-uniões resultam de uma redução incorrecta, imobilização insuficiente, má adesão do paciente e utilização incorrecta de fixação interna rígida [101]. A deformidade residual em forma de arco após a reparação cirúrgica de uma fratura mandibular é frequentemente o resultado de uma redução inadequada. A incapacidade de restabelecer a configuração anatómica da forma do arco resulta em prematuridades oclusais e desalinhamento que comprometem a função mastigatória. Os clínicos que tratam fracturas mandibulares têm de estar familiarizados com a anatomia dentária e a oclusão, de modo a equilibrar adequadamente as forças funcionais. Os modelos de estudo pré-operatórios (com ou sem cirurgia de modelos) e o fabrico de talas podem ajudar na redução da fratura em alguns casos. A má aposição dos segmentos da fratura pode resultar de um atraso ou ausência de tratamento, de um tratamento inadequado, da incapacidade de alinhar os segmentos devido à presença de um corpo estranho ou da perda de referências ósseas. Os segmentos de fratura desalinhados observados precocemente no pós-operatório podem ser corrigidos regressando ao bloco operatório para remoção da ferragem e repetir a redução com fixação interna. Quando as discrepâncias não são detectadas precocemente, os segmentos da fratura irão cicatrizar na posição anatómica incorrecta (malunião). As maluniões significativas da mandíbula produzem assimetria e/ou perturbações funcionais e só podem ser resolvidas através de osteotomias cuidadosamente planeadas para a reconstrução da forma do arco mandibular. A causa mais comum de fracasso da consolidação da fratura (não união) é a mobilidade residual no local da fratura. O movimento das extremidades ósseas irá perturbar as estruturas fibrovasculares, diminuir o recrutamento de células osteoprogenitoras e permitir o crescimento de tecido fibroso em vez da consolidação óssea. Outros factores que contribuem para a não-união da fratura incluem a capacidade de cicatrização prejudicada secundária a doença, consumo de tabaco e infeção. A não-união das fracturas mandibulares requer uma reoperação para excisar qualquer tecido fibroso dentro do espaço da fratura, em combinação com a aplicação de fixação óssea. Em alguns casos, pode haver perda de osso, produzindo um defeito de continuidade que exigirá a reconstrução com enxerto ósseo. As estratégias de tratamento variam de doente para doente e com a experiência de cada cirurgião na utilização de diferentes técnicas.

A gestão abrangente da má oclusão e da malunião requer um trabalho ortognático completo. As osteotomias padrão são realizadas num local diferente da malunião para restaurar a oclusão anterior à lesão. Em geral, o tratamento envolve osteotomias nos locais de fratura cicatrizados, se estiverem dentro da arcada dentária, ao passo que as fracturas proximais à arcada dentária são tratadas com procedimentos do ramo.

B. Infeção

A infeção, a complicação mais comum das fracturas mandibulares, é relatada em 0,432% de todos os casos [101]. O potencial de infeção é sempre uma consideração a ter em conta no tratamento de fracturas da mandíbula, especialmente quando existe comunicação com a cavidade oral (por exemplo, fratura exposta). Outros indicadores de risco para o aumento da probabilidade de infeção incluem o abuso de substâncias activas e o não cumprimento dos regimes pós-operatórios [102]. [103] Outros factores incluem a mobilidade dos segmentos no local da fratura ou o afrouxamento dos parafusos que fixam a placa. A má adaptação da placa, o arrefecimento inadequado durante a perfuração, ou a colocação do parafuso na própria linha de fratura pode levar a um aumento da probabilidade de desenvolvimento de infeção. Deixar um dente na linha de fratura também pode levar a um aumento da incidência de complicações. Dos ossos faciais, a mandíbula é a região mais frequentemente infetada após uma intervenção cirúrgica por lesão traumática. Isto deve-se provavelmente à instabilidade dos segmentos devido a acções musculares nos segmentos proximal e distal e à densidade do osso. As manifestações de infeção incluem celulite, formação de abcessos, fístula, osteomielite e, raramente, fasceíte necrotizante. [Figura 38] O tratamento começa com um exame clínico e estudos radiográficos simples para avaliar o estado dos segmentos fracturados e das ferragens. A utilização de TC e RMN é adequada quando existe a preocupação de que a infeção envolva os tecidos moles circundantes do pescoço. As amostras para cultura bacteriana e estudos de sensibilidade devem ser enviadas o mais cedo possível durante a evolução clínica do doente.

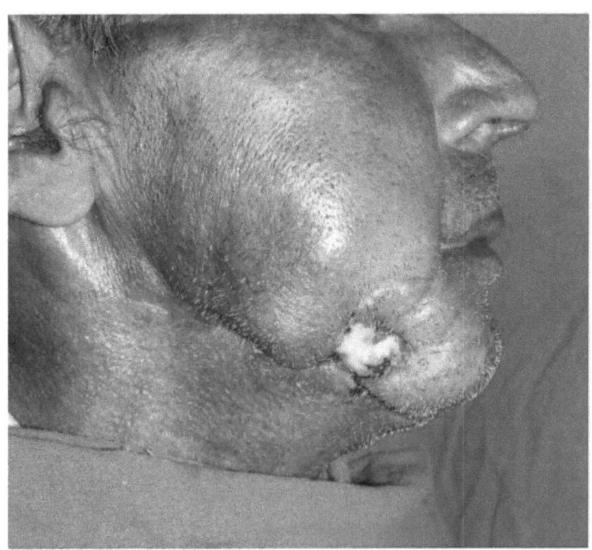

Figura 38- Paciente com não união de corpo de fratura de mandíbula edêntula; nota-se osso necrótico exposto com descarga de pus

As infecções que envolvem a fixação rígida de fracturas mandibulares podem não necessitar de remoção da placa (menor) ou podem ser maiores e necessitar de remoção da placa (hardware solto). O tratamento da infeção requer antibióticos e a determinação da estabilidade da fratura. O local da fratura pode cicatrizar e desenvolver união face à infeção, desde que haja rigidez no local da fratura.

C. União e não união retardadas

A união tardia é a falha da união da fratura até 2 meses. A infeção, a mobilidade, a doença sistémica, a idade avançada e a atrofia mandibular são factores que contribuem para isso [101]. A consolidação tardia, por definição, significa que a fratura acabará por cicatrizar sem cirurgia adicional. A fixação interna rígida acarreta uma menor incidência de consolidação tardia em comparação com a fixação não rígida: 0-2,8% versus 1-4,4% [101].

A não união é a incapacidade de uma fratura se unir devido à paragem da cicatrização e à necessidade de tratamento adicional para conseguir a união da fratura. A mobilidade é a principal causa de não união. Mais de 33% das não-uniões envolvem infeção [101]. Grandes lacunas ósseas, tecido desvitalizado traumatizado, idade avançada, tecidos moles intervenientes e doença sistémica podem contribuir para a não união. A mobilidade no local da fratura manifesta-se nas não uniões. O desbridamento dos fragmentos da fratura, o enxerto ósseo, normalmente a partir da crista ilíaca, e a fixação rígida com fixação interna ou externa, geralmente conseguem a união da fratura. [Figura 39]

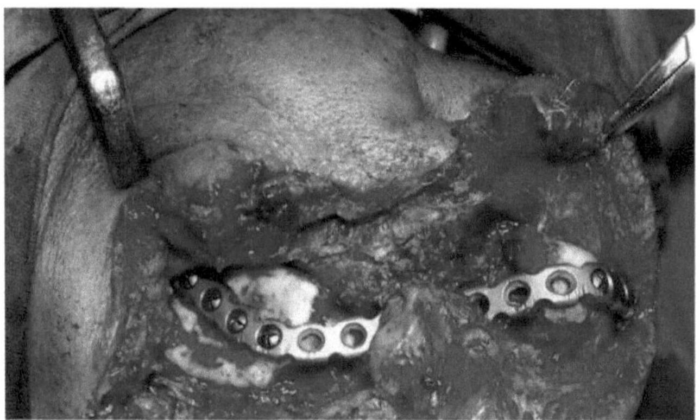

Figura 39- Colocação de placa de reconstrução bloqueada para tratamento de um local de não união mandibular

D. Lesão de nervos

A lesão do nervo sensorial, particularmente dos nervos alveolar inferior e mentoniano, ocorre frequentemente com fracturas mandibulares [104]. Em 11-59% das fracturas mandibulares deslocadas existe uma lesão do nervo sensorial aquando do diagnóstico [105,106]. A maioria das lesões são neuropraxias secundárias a estiramento ou compressão e resolvem-se espontaneamente. As causas de lesão do nervo alveolar inferior ou do nervo mental são as fracturas deslocadas, o atraso no tratamento e o uso inadequado de brocas ou parafusos. A disfunção do nervo facial raramente resulta de trauma mandibular. Danos ao nervo facial em fraturas do osso temporal podem levar à paralisia. O edema retrógrado distal ao gânglio geniculado pode causar perda temporária do nervo facial após fracturas condilares. As luxações condilares podem causar lesão do nervo facial distal ao forame estilomastóideo. A lesão dos ramos do nervo facial ocorre geralmente de forma iatrogénica durante o tratamento cirúrgico, embora a deslocação lateral do côndilo possa causar lesão do nervo facial [106]. O ramo mandibular marginal é o que geralmente é lesado. A anatomia cirúrgica desse ramo foi bem descrita por Dingman e Grabb [99], e a dissecção meticulosa sob o platisma na região da artéria facial com identificação dos ramos do mandibular marginal pode prevenir a lesão desse nervo [107]. O desenho da incisão pré-auricular na abordagem do côndilo pode ser realizado observando o trabalho de referência de Al-Kayat e Bramley [108].

Os doentes com parestesia após uma fratura mandibular devem ser observados durante o período pós-operatório e o nível de retorno neurosensorial (subjetivo) deve ser documentado. Nos casos em que os doentes não referem qualquer melhoria no seu nível de sensibilidade após 6-8 semanas, o médico pode considerar a obtenção de dados de base sobre a função nervosa utilizando testes objectivos. Os testes neurossensoriais objectivos realizados antes das 6 semanas podem ter um valor limitado, uma vez que é difícil discernir uma lesão de Sunderland Classe I (excelente prognóstico sem cirurgia) de uma lesão de Sunderland Classe V (mau prognóstico sem cirurgia) numa fase tão precoce do pós-operatório. No caso de lesões de Sunderland Classe IV e V (equivalentes a axonotmese e neurotmese), a reparação cirúrgica é considerada entre 3 e 6 meses [109]. O tratamento imediato da lesão do nervo alveolar inferior no momento da reparação da fratura mandibular tem sido defendido em situações em que há deslocamento no local da fratura e anestesia [110]. Embora uma abordagem mais agressiva possa ter mérito, ela seria limitada a situações em que há uma transecção observada do nervo. A descompressão e a exploração imediatas não são necessárias em lesões nervosas menos graves (Sunderland Classe I, II, III) e as manobras cirúrgicas utilizadas para expor o tronco nervoso (decorticação) podem comprometer a posterior consolidação da fratura.

REFERÊNCIAS

1. The Edwin Smith Surgical Papyrus (trans. Breasted JH) University of Chicago Press, Chicago 1930

2. Lipton JS. Oral surgery in ancient Egypt as reflected in the Edwin Smith Papyrus. Boletim da História da Medicina Dentária 1982; 30: 108

3. Hipócrates. Oeuvres completes (trans. Withington ET) Cambridge, MA 1928

4. Salicetti G. Cyrurgia 1275

5. Prevost N. Tradução da Cyrurgia de Salicetti. Lyon, França 1492

6. Gilmer TL. Um caso de fratura do maxilar inferior com observações sobre o tratamento. Arquivos de Odontologia 1887; 4: 388

7. Ivy RH. Fratura do processo condiloide da mandíbula. Anais de Cirurgia 1915; 61: 502

8. Buck G. Fratura do maxilar inferior com substituição e encravamento dos fragmentos. Annalist NY 1846; 1:245.

9. Dorrance GM, Bransfield JW. The History of Treatment of Fractured Jaws, vols. 1 e 2. Washington, DC, 1941.

10. Gilmer TL. Fracturas da maxila inferior. Ohio State J Dent Sci 1881-1882;1: 309;2:14,57, 112.

11. Luhr HG: Osteossíntese de estabilidade em lesões de extremidades. Dtsch Zahnarztl Z 1968;23: 754.

12. Spiessl B. Novos conceitos em cirurgia óssea maxilofacial. Springer-Verlag, Berlim 1976

13. Schmocker R, Speissl B: Exzentrisch dynamische kompression Platte. Schweiz Monatsschr Zahnheilkd 83:1496, 1973.

14. Raveh J, Stich H, Sutter F, Greiner R: Utilização do parafuso oco revestido a titânio e do sistema de placa de reconstrução na reconstrução de defeitos do maxilar

inferior. J Oral Maxillofac Surg 42:281, 1984.

15. Raveh J, Stich H, Sutter F: Titanplasma-beschichtetes Hohlschrauben- und Rekonstruktionsplatten-System (THRP) zur Überbrückung von Kieferdefekten. II. Com o sistema THRP, as variantes de reconstrução moglícas. Chirurg 56:337, 1985.

16. Raveh J, Vuillemin T, Lardrach K, et al: Osteossíntese com placa de 367 fracturas mandibulares. A indicação sem restrições para a abordagem intra-oral. J Craniomaxilofac Surg 15:244, 1987.

17. Michelet FX, Deymes J. Dessus B. Osteossíntese com placas aparafusadas miniaturizadas em cirurgia maxilofacial. J Maxillofac Surg 1973; 1: 79.

18. Champy M, Lodde JP, Schmitt R, et al. Osteossíntese mandibular por placas aparafusadas em miniatura através de uma abordagem bucal. J Maxillofac Surg 1978;6: 14.

19. Suuronen R. Dispositivos biodegradáveis de fixação de fracturas em cirurgia maxilofacial. Jornal Internacional de Cirurgia Oral e Maxilofacial 1993;22: 50

20 . Eppley BL, Prevel CD, Sarver D. Fixação óssea reabsorvível: seu papel potencial no trauma craniomaxilofacial. Jornal de Trauma Craniomaxilofacial 1996;2: 56

21 Laughlin RM, Block MS, Wilk R, et al: Placas reabsorvíveis para a fixação de fracturas mandibulares: Um estudo prospetivo. J Oral Maxillofac Surg 65:89, 2007.

22 Kim YK, Kim SG: Tratamento de fracturas mandibulares com placas bioabsorvíveis. Plast Reconstr Surgery 110:25, 2002.

23 . Brasileiro BF, Passeri LA: Análise epidemiológica das fraturas maxilofaciais no Brasil: Um estudo prospetivo de 5 anos. Oral Surg Oral Med Oral Pathol Oral Radiol Endod 102:28, 2006.

24 Gassner R, Tuli T, Hachl O, Hachl O: Traumatismo crânio-maxilo-facial: Uma revisão de 10 anos de 9.543 casos com 21.067 lesões. J Craniomaxillofac Surg 31:51, 2003.

25 Haug RH, Prather J, Indresano AT. Um estudo epidemiológico de fracturas faciais e lesões concomitantes. J Oral Maxillofac Surg 1990; 48: 926.

26 Ellis E, Moos KF, El-Attar A. Dez anos de fracturas mandibulares: Uma análise de 2.137. Oral Surg Oral Med Oral Pathol 1985; 59; 120.

27 Olson RA, Fonseca RJ, Zeitler DR, et al. Fracturas da mandíbula: uma revisão de 580 casos. J Oral Maxillofac Surg 1982; 40: 23.

28 Adekey EO. O padrão de fracturas do esqueleto facial em Kaduna, Nigéria: um estudo de 1447 casos. Cirurgia Oral Oral

Med Oral Pathol 1980; 49: 491.

29 Peleg M, Sawatari Y: Tratamento de ferimentos por arma de fogo na mandíbula. J Craniofac Surg 21:1252-1256, 2010.

30 . Sane J, Ylipaavalniemi P: Lesões maxilofaciais e dentárias no futebol na Finlândia. Br J Oral Maxillofac Surg 25:383, 1987.

31 Vaillant JM, Benoist M: Feridas de bala da mandíbula na prática civil. Int J Oral Surg 10:255, 1981.

32 Greenstein G, Cavallaro J, Romanos G, Tarnow D: Recomendações clínicas para evitar e gerir complicações cirúrgicas associadas à implantologia dentária: Uma revisão. J Periodontol 79:1317, 2008.

33 Laskin DM: Tratamento não cirúrgico de fracturas mandibulares bilaterais associadas a implantes dentários: Relato de um caso. Int J Oral Maxillofac Implants 18:739, 2003.

34 Haug RH, Prather J, Indreasano AT: Um levantamento epidemiológico de fracturas e lesões concomitantes. J Oral Maxillofac Surg 48:926, 1990.

35 . Fridrich KL, Pena-Velasco G, Olson RA: Mudança nas tendências das fracturas mandibulares: Uma revisão de 1.067 casos. J Oral Maxillofac Surg 50:586, 1992.

36 Kelly DE, Harrigan WF. Um estudo sobre fracturas faciais: Hospital de Bellevue. J Oral Surg 1975; 33: 146-9.

37 Chayra GA, Meador LR, Laskin OM. Comparação de radiografias panorâmicas e padrão para o diagnóstico de fracturas mandibulares. Jornal de Cirurgia Oral e Maxilofacial 1985;44; 677

38 Dingman RO, Natvig P: Surgery of facial fractures, Philadelphia, 1964, WB Saunders.

39 Kelly DE, Harrigan WF. Um levantamento das fracturas faciais: Bellevue Hospital 1948-1974. J Oral Surg 1975;33:146-9.

40 Rowe NR, Killey HC: Fractures of the facial skeleton, Baltimore, 1968, Williams & Wilkins.

41 Kruger GO, editor: Textbook of oral surgery, ed 4, St. Louis, 1974, Mosby.

42 Kruger E, Schilli W, editores: Oral and maxillofacial traumatology, Chicago, 1982, Quintessence.

43 Kazanjian VH, Converse JM: Surgical treatment of facial injuries, ed 3, Baltimore, 1974, Williams & Wilkins

44 Shetty V, Atchison K, Der-Matirosian C, et al: The mandible injury severity score: Desenvolvimento e validade. J Oral Maxillofac Surg 65:663, 2007.

45 Herford AS, Ellis E. Utilização de um sistema de parafusos com placa de reconstrução bloqueada para cirurgia mandibular. J Oral Maxillofac Surg 1998; 56(11):1261-1265.

46 Maw RB: Um novo olhar sobre a fixação maxilo-mandibular de fracturas mandibulares. J Oral Surg 39:189, 1981.

47 . Amaratunga NA: A relação da idade com o período de imobilização necessário para a consolidação de fracturas mandibulares. J Oral Maxillofac Surg 45:111, 1987.

48 Ellis E: Resultado de pacientes com dentes na linha de fraturas do ângulo mandibular tratados com fixação interna estável. J Oral Maxillofac Surg 60:863, 2002.

49 Malanchuk VO, Kopchak AV: Factores de risco para o desenvolvimento de

infeção em pacientes com fracturas mandibulares localizadas na área dentária. J Craniomaxilofac Surg 35:57, 2007.

50 Iizuka T, Lindqvist C. Fixação interna rígida de fracturas na região angular da mandíbula: uma análise dos factores que contribuem para diferentes complicações. Plast Reconstr Surg 1993; 91:265-271.

51 Soderholm A-L, Lindqvist C, Skutnabb K, et al. Colmatação de defeitos mandibulares com dois sistemas de reconstrução diferentes: um estudo experimental. J Oral Maxillofac Surg 1991; 49:1098.

52 Niederdellman H, Shetty V. Osteossíntese com parafuso de retração solitário no tratamento de fraturas do ângulo da mandíbula: um estudo retrospetivo. Plast Reconstr Surg 1987; 80(1):68-74.

53 . Forrest CR. Aplicação de técnicas de acesso mínimo na fixação de fracturas da mandíbula anterior com parafusos de fixação. Plast Reconstr Surg 1999; 104:2127-2134.

54 Edwards TJ, David DJ. Um estudo comparativo de miniplacas utilizadas no tratamento de fracturas mandibulares. Plast Reconstr Surg 1996; 97(6):1150-1157.

55 Singh V, Kumar I, Bhagol A. Avaliação comparativa do sistema de placa bloqueada de 2,0 mm vs. sistema de placa não bloqueada de 2,0 mm para fratura mandibular: um estudo prospetivo aleatório. Int J Oral Maxillofac Surg. 2011; 40(4):372-7

56 Potter J, Ellis E. Tratamento de fracturas do ângulo mandibular com uma miniplaca maleável sem compressão. J Oral Maxillofac Surg 1999; 57:288-292.

57 Kim YK, Nam KW. Tratamento de fracturas da mandíbula com miniplacas de titânio de baixo perfil: estudo preliminar. Plast Reconstr Surg 2001; 108:38-43.

58 Bos RRM, Boering G, Rozema FR, et al. Placas e parafusos reabsorvíveis de poli (L-lactido) para a fixação de fracturas zigomáticas. J Oral Maxillofac Surg 1987; 45:751.

59.Laughlin RM, Block MS, Wilk R, Malloy RB, Kent JN. Placas reabsorvíveis para a fixação de fracturas mandibulares: um estudo prospetivo. J Oral Maxillofac Surg. 2007 ;65(1):89-96

60.Farmand M. Experiências com a osteossíntese de miniplacas 3-D em fracturas mandibulares. Fortschr Kiefer Gesichtschir. 1996; 41:85-7.

61. Singh V, Puri P, Arya S, Malik S, Bhagol A. Convencional versus Miniplaca Tridimensional na Gestão da Fratura Mandibular - Um Estudo Prospetivo Randomizado. Otolaryngol Head Neck Surg. 2012; 147(3) :450-455

62.Chritah A, Lazow SK, Berger J. Fixação transoral de miniplacas de 2,0 mm de fracturas mandibulares mais 2 semanas de fixação maxilomandibular: Um estudo prospetivo. J Oral Maxillofac Surg 2002; 60:167-170.

63.Ellis E 3rd . Fixação de fracturas mandibulares com parafuso de retração. J Craniomaxilofac Trauma 1997; 3: 16-26

64. Fuselier JC, Ellis E, Dodson TB. Os terceiros molares inferiores alteram o risco de fracturas angulares? J Oral Maxillofac Surg 2002; 60(5):514-518.

65.Shubert W, Kobienia BJ, Pollock RA. Área de secção transversal da mandíbula. J Oral Maxillofac Surg 1997; 55:689-692.

66.Juniper RP, Awty MD. O período de imobilização para fracturas do corpo mandibular. J Oral Surg 1973; 36:157.

67.Becker R. Stable compression plate fixation of mandibular fractures. Br J Oral Surg 1974; 12:13-23

68 .Ellis E III. Métodos de tratamento para fracturas do ângulo mandibular. Int J Oral Maxillofac Surg 1999; 28(4):243-252.

69 Singh V, Gupta M, Bhagol A. Uma única miniplaca na borda inferior é adequada no tratamento de uma fratura angular da mandíbula? Otolaryngol Head Neck Surg. 2011;145(2):213-6.

70 Ellis E, Throckmorton G. Simetria facial após tratamento fechado e aberto de

fracturas do processo condilar mandibular. J Oral Maxillofac Surg 2000; 58(7):719-728.

71 Martin M, Lee C. Reparação endoscópica da fratura do côndilo mandibular. Atlas Oral Maxillofac Surg Clin North Am. 2003;11(2):169-78.

72 Singh V, Bhagol A, Goel M, Kumar I, Verma A. Resultados do Tratamento Aberto Versus Fechado de Fracturas Subcondilianas da Mandíbula: Um Estudo Prospetivo Randomizado. J Oral Maxillofac Surg. 2010;68(6):1304-9

73 Zide MF, Kent JN. Indicações para a redução aberta de fracturas do côndilo mandibular. J Oral Maxillofac Surg 1983; 41:89.

74 Mikkonen P, Lindqvist C, Pihakari A, et al: Osteotomia-osteossíntese em fracturas condilares deslocadas. Int J Oral Maxillofac Surg 1989; 18:267.

75 Klotch DW, Lundy LB. Fracturas do colo condilar da mandíbula. Otolaryngol Clin North Am 1991; 24:181.

76 Widmark G, Bagenholm T, Kahnberg KE, et al: Redução aberta de fracturas subcondilianas. Int J Oral Maxillofac Surg 1996; 25:107.

77 Bhagol A, Singh V, Kumar I, Verma A. Avaliação prospetiva de um novo sistema de classificação para o tratamento de fracturas subcondilianas da mandíbula. . J Oral Maxillofac Surg. 2010;68(6):1304-9

78 Ellis E, Dean J. Fixação rígida de fracturas do côndilo mandibular. Oral Surg Oral Pathol 1993; 76:6.

79 Ellis E, Throckmorton G, Palmieri C. Tratamento aberto de fracturas do processo condilar: avaliação da adequação do reposicionamento e manutenção da estabilidade. J Oral Maxillofac Surg 2000; 58:27-34.

80 Kaban LB, Mulliken MD, Murray JE. Fracturas faciais em crianças: uma análise de 122 fracturas em 109 pacientes. Plast Reconstr Surg 1977; 59:15.

81 Dahlstrom L, Kahnberg KE, Lindahl. 15 anos de acompanhamento de fracturas condilares. Int J Oral Maxillofac Surg 1989; 18(1):18-23.

82 Boyne PJ. Reparação óssea e crescimento mandibular após fracturas subcondilianas. J Oral Surg 1967; 25(4):300-309.

83 Yaremchuk MJ, Fiala TG, Barker F, et al. Os efeitos da fixação rígida no crescimento craniofacial de macacos rhesus. Plast Reconstr Surg 1994;93:1-11.

84 Schilli W. Fracturas da mandíbula. In: Prein J, editor. Manual de fixação interna no esqueleto cranio-facial. Berlim: Sringer-Verlag; 1998. p. 92.

85 . Bos R. Tratamento de fracturas faciais pediátricas: o caso da fixação metálica. J Oral Maxillofac Surg 2005;63:382-4.

86 Eppley B. Utilização de placas e parafusos reabsorvíveis em fracturas faciais pediátricas. J Oral Maxillofac Surg 2005;63:385-91

87 . Amaratunga NA. Fracturas mandibulares em crianças - um estudo dos aspectos clínicos, necessidades de tratamento e complicações. J Oral Maxillofac Surg 1988; 46: 637-40

88 Bradley JC. Mudanças de idade no suprimento vascular da mandíbula. Br Dent J 1972; 132(4):142-144.

89 Bruce RA, Ellis E III. O segundo estudo da Academia Chalmers J Lyons sobre fracturas da mandíbula edêntula. J Oral Maxillofac Surg 1993; 51(8):904-911.

90. Eyrich GK, Gratz Kw, Sailer HF. Tratamento cirúrgico da mandíbula desdentada.

Jornal de Cirurgia Oral e Maxilofacial 1997;55: 1081-1087

91. Eyrich GK, Gratz KW, Sailer HF. Tratamento cirúrgico das fracturas da mandíbula desdentada. J Oral Maxillofac Surg 1997;55:1081-7.

92. Spiessl B. Fixação interna da mandíbula. New York: Springer-Verlag; 1989. p. 223.

93. Schilli W, Stoll P, Ba "hr W, et al. Fracturas da mandíbula. In: Prein J, editor. Manual de fixação interna no esqueleto cranio-facial: técnicas recomendadas pelo Grupo Maxilofacial AO/ASIF. New York: Springer; 1998. p. 87

94. Alpert B. Discussão de Eyrich GK, Gratz KW, Sailer HF: tratamento cirúrgico de fracturas da mandíbula edêntula. J Oral Maxillofac Surg 1997;55: 1087-8.

95. Ellis E, Price C. Protocolo de tratamento para fracturas da mandíbula atrófica. J Oral Maxillofac Surg 2008;66:421-35.

96. Luhr HG, Reidick T, Merten HD. Resultados do tratamento de fracturas da mandíbula edêntula atrófica por placas de compressão. Uma avaliação retrospetiva de 84 casos consecutivos. J Oral Maxillofac Surg 1996;59: 250-4.

97. Koury M, Ellis E. Fixação interna rígida para o tratamento de fracturas mandibulares infectadas. J Oral Maxillofac Surg 1992; 50:434-443.

98. Risdon F. Anquilose da articulação temporomandibular. J Am Dent Assoc 1934; 21: 1933.

99. Dingman RO, Grabb WC: Anatomia cirúrgica do ramo mandibular do nervo facial com base na dissecção de 100 metades faciais. Plast Reconstr Surg 29:266, 1962.

100. Hinds E, Girotti W: Osteotomia sudcondilar vertical: Uma reavaliação. Oral Surg 24:164, 1967.

101. Koury M. Complicações das fracturas da mandíbula. In: Kaban LB, Pogrell AH, Perrot D, eds. Complicações em Cirurgia Oral e Maxilofacial. Philadelphia: WB. Saunders, 1997:121-146.

102. Passeri LA, Ellis E, Sinn DP. Relação do abuso de substâncias com complicações em fracturas mandibulares. Jornal de Cirurgia Oral e Maxilofacial 1993;51: 22-25

103. Moulton-Barrett R, Rubinstein AJ, Salzhauer MA et al. Complicações das fracturas mandibulares. Anais de Cirurgia Plástica 1998;41 :258-263

104. Thaller SR. Tratamento de fracturas mandibulares. Arch Otolaryngol Head Neck Surg 1994; 120:44.

105. Izuka T, Lindquist C. Distúrbios sensoriais associados à fixação interna rígida

de fracturas mandibulares. J Oral Maxillofac Surg 1991; 49:1264.

106. Marchena JM, Padwa BL, Kaban LB. Anomalias sensoriais associadas a fraturas mandibulares: incidência e história natural. J Oral Maxillofac Surg 1998; 56:822-825.

107. Brusati R, Paini P. Lesão do nervo facial secundária à deslocação lateral do ramo mandibular. Plast Reconstr Surg 1978; 62(5):728-733.

108. Al-Kayat A, Bramley PA. Uma abordagem pré-auricular modificada da articulação temporomandibular e do arco malar. Br J Oral Maxillofac Surg 1979.

109. Zuniga JR. Avanços na reparação microcirúrgica do nervo. Journal of Oral and Maxillofacial Surgery 1993; 51 (suppl I): 62-68

110. Thurmuller P, Dodson TB, Kaban LB. Lesões nervosas associadas ao traumatismo facial: história natural, gestão e resultados da reparação. Clínicas de Cirurgia Oral e Maxilofacial da América do Norte 2001; 13(2): 283-293

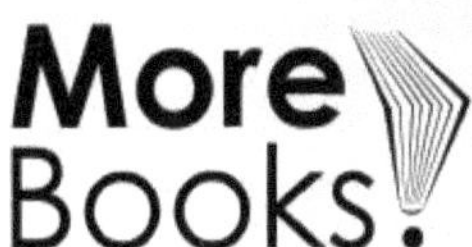
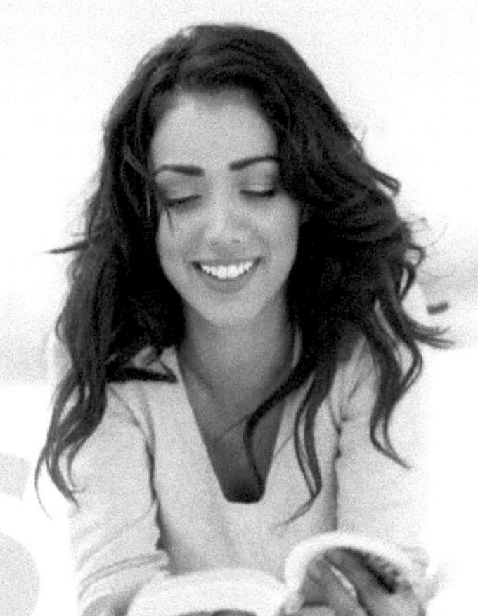

I want morebooks!

Buy your books fast and straightforward online - at one of world's fastest growing online book stores! Environmentally sound due to Print-on-Demand technologies.

Buy your books online at
www.morebooks.shop

Compre os seus livros mais rápido e diretamente na internet, em uma das livrarias on-line com o maior crescimento no mundo! Produção que protege o meio ambiente através das tecnologias de impressão sob demanda.

Compre os seus livros on-line em
www.morebooks.shop

info@omniscriptum.com
www.omniscriptum.com

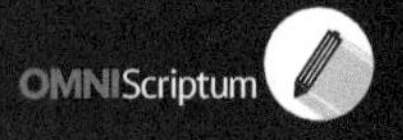

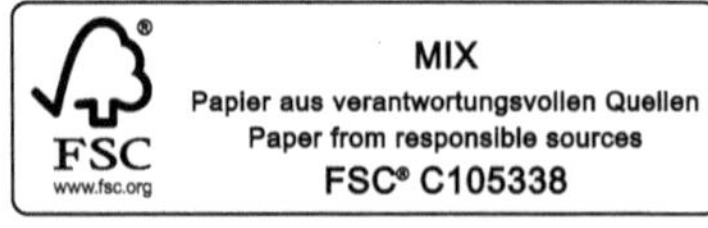

Printed by Books on Demand GmbH, Norderstedt / Germany